Gröber / Kisters

Aminosäuren in Prävention und Therapie

Eine Auswahl für die klinische Praxis

Apotheker Uwe Gröber, Essen
Prof. Dr. med. Klaus Kisters, Herne

Mit 22 farbigen Abbildungen, 7 Tabellen
und 20 farbigen Illustrationen

Wissenschaftliche
Verlagsgesellschaft
Stuttgart

Anschriften der Autoren

Apotheker Uwe Gröber
Professor Dr. med. Klaus Kisters
Akademie für Mikronährstoffmedizin (AMM)
Zweigertstr. 55
45130 Essen
www.vitaminspur.de

Bibliografische Information der Deutschen Nationalbibliothek
Die Deutsche Nationalbibliothek verzeichnet diese Publikation in der Deutschen Nationalbibliografie; detaillierte bibliografische Daten sind im Internet unter https://portal.dnb.de abrufbar.

1. Auflage 2020

ISBN 978-3-8047-4093-8

Birkenwaldstr. 44, 70191 Stuttgart
www.wissenschaftliche-verlagsgesellschaft.de

Printed in Germany

Grafiken: Doris Köhl, Leimen
Satz: abavo GmbH, Buchloe
Druck und Bindung: W.Kohlhammer Druckerei GmbH+Co.KG
Umschlagabbildung: Gernot Krautberger / stock.adobe.com
Umschlaggestaltung: deblik, Berlin

MIX
Papier aus verantwortungsvollen Quellen
FSC® C016267
www.fsc.org

Klimaneutral
Druckprodukt
ClimatePartner.com/12585-2307-1018

Vorwort

Aminosäuren: die Bausteine des Lebens

Aminosäuren sind die biologischen Baustoffe für alle Struktur- und Funktionsproteine des Körpers. Da jede Erkrankung mit einem Abbau dieser Proteine einhergeht, ist die Zufuhr von Aminosäuren essenziell für deren Resynthese.

Aminosäuren sind wahre Alleskönner. Als Bausteine der Proteine bilden sie die Grundlage allen Lebens auf der Erde. Proteine sind für alle Pflanzen und Lebewesen unverzichtbar. Sie haben strukturelle Aufgaben und regulieren unter anderem als Enzyme oder Hormone den Stoffwechsel. Während Vitamine und Mineralstoffe schon lange Zeit erfolgreich in der Vorbeugung und Therapie von Erkrankungen eingesetzt werden, hat man die Bedeutung der Aminosäuren für unsere Gesundheit erst in den letzten Jahren erkannt. Mittlerweile werden nahezu täglich neue Erkenntnisse zu Aminosäuren wie Arginin, Citrullin, Glutamin, Taurin und Tryptophan publiziert.

Mit dem vorliegenden Buch möchten wir Ihr Interesse für Aminosäuren wecken und Ihnen exemplarisch, anhand einer Auswahl von häufigen Krankheitsbildern zeigen, wie man Aminosäuren erfolgreich in der Therapie von Erkältungskrankheiten, Arteriosklerose, Bluthochdruck, ADHS, Stress oder im Leistungssport einsetzen kann.

Das vorliegende Buch erhebt aber keinen Anspruch auf Vollständigkeit. Das gesamte Wissen über den Stellenwert von Aminosäuren in der Vorbeugung und Therapie würde sicherlich bequem mehrere Bände füllen.

Wir wünschen Ihnen viel Spaß beim Lesen und beim Vermehren der gewonnen Erkenntnisse

Ihr

Uwe Gröber

Klaus Kisters

Inhaltsverzeichnis

1	Einleitung	7
2	Aminosäuren: Funktion, Struktur und Lebensnotwendigkeit	10
2.1	Proteinogene Aminosäuren: Was ist das?	11
2.2	Die Grundstruktur: L- oder D-Aminosäure?	12
2.3	Welche Aminosäuren sind lebensnotwendig?	13
2.4	Was sind glucogene und ketogene Aminosäuren?	14
2.5	Was sind Peptide?	14
3	Ausgewählte Aminosäuren im Kurzprofil	16
3.1	L-Arginin/L-Citrullin	16
3.2	L-Cystein, L-Glutathion, L-Cystin	18
3.3	L-Glutamin	20
3.4	Taurin	23
3.5	L-Threonin	25
4	Krankheits- und Beschwerdebilder	28
4.1	Erkältungskrankheiten und chronische Infekte des Hals-Nasen-Rachenraums	28
	Eine Virus-Infektion verursacht Erkältungskrankheiten	29
	Ernährung und Immunsystem	29
	Immunstärkende Aminosäuren helfen bei Erkältungen	31
	Studie zur Wirksamkeit einer Aminosäurenkombination bei chronischen Infekten	36
4.2	Lippenherpes: Ein Fall für die Virenbremse L-Lysin	37
	Lippenherpes: Lästig und schmerzhaft	37
	Das Herpesvirus: Besonders hartnäckig!	38
	Von der Erstinfektion zum Herpesrezidiv	38
	Der Krankheitsverlauf bei Lippenherpes	40
	Lysin: Die Virenbremse unter den Aminosäuren	41
	L-Lysin: Aufgaben und Funktionen	41
	Ernährung: lysinreich, aber argininarm!	41
	Studien mit Lysin bei Lippenherpes	43
	Weitere Mikronährstoffe	43
4.3	Herz-Kreislauf-Erkrankungen	44
	Arteriosklerose	44
	Bluthochdruck	52

4.4 Diabetes mellitus, Typ-2 und Typ-1 58
Oxidativer Stress als treibender Faktor für diabetische Spätschäden 58
Aminosäuren und andere Nährstoffe bei Diabetes mellitus 58
Wenn Nerven Warnsignale senden 62
4.5 Metabolic Tuning: Aminosäuren und andere Nährstoffe im Leistungssport 62
Leistungssport und Nährstoffbedarf 64
Aminosäureverluste mit dem Schweiß 64
Folgen eines Mikronährstoffmangels im Leistungssport 65
Mitochondrialer Energiestoffwechsel 66
Aminosäuren im Leistungssport 67
Sicherheit von Nahrungsergänzungsmitteln im Leistungssport 75
4.6 Im Kreuzfeuer zwischen Stress und Burnout 75
Überlebenswichtig und tödliche Bedrohung zugleich 77
Folgen von chronischem Stress 77
Stressregulierende Aminosäuren und Mikronährstoffe 78
Die Stress-Studie der Universität Bonn 80
Dauerstress mündet in Burnout 82
Ursachen des Ausgebranntseins 82
Symptome und Konsequenzen 83
Stressregulierende Aminosäuren und Mikronährstoffe 83
4.7 Mikronährstoffe für den „Zappelphilipp“ 88
Brainfood statt Junkfood – Dünger fürs Gehirn?! 89
Gehirnaktive Mikronährstoffe 91
Gehirnfettsäuren: die Intelligenzförderer 93
Magnesium: das Antistress-Mineral 95
Zink für eine gesunde Entwicklung 95
5 Literatur 97
Studien / Quellen 97
Weiterführende Literatur 102
6 Abbildungsnachweis 103
7 Register 105
8 Die Autoren 109

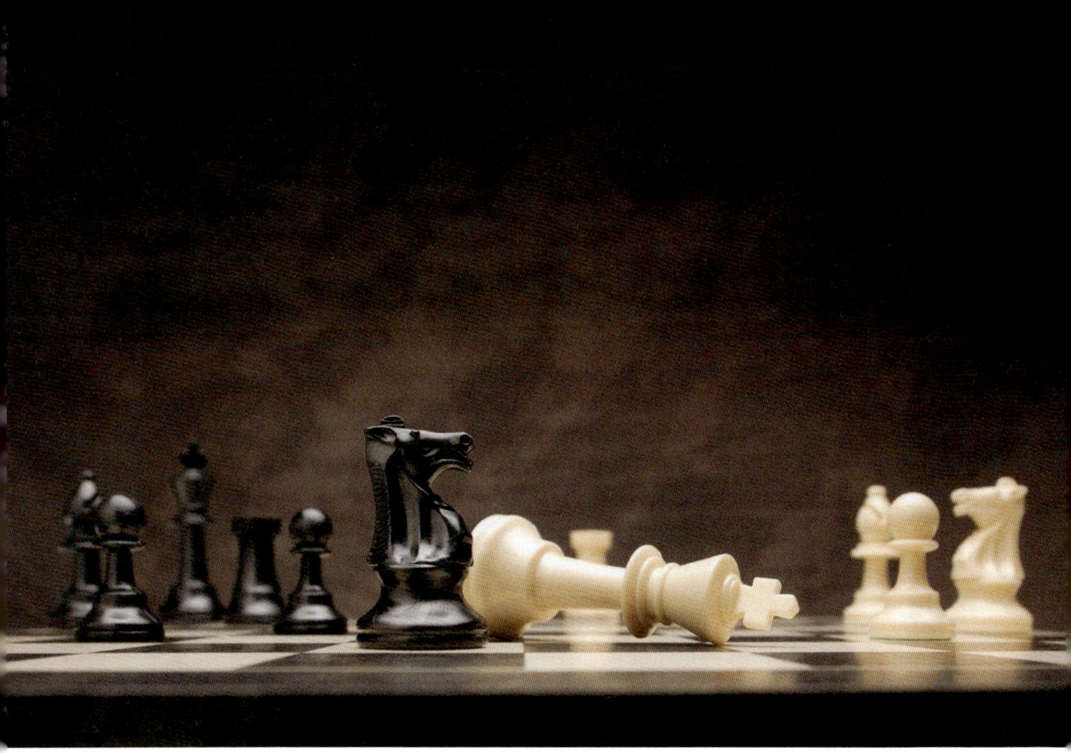

1 Einleitung

Die Anzahl derjenigen, die immer häufiger über Antriebsschwäche, Erschöpfung, Konzentrationsstörungen, Reizbarkeit oder Stress klagen, wird immer größer. Auch Erkrankungen des Herz-Kreislauf-Systems, des Immunsystems und des Nervensystems nehmen immer weiter zu. Viele dieser gesundheitlichen Störungen und Beschwerden können mit einer unzureichenden Versorgung mit Aminosäuren und anderen Nährstoffen in Zusammenhang gebracht werden.

Im Vergleich zu Vitaminen und Mineralstoffen hat die Wissenschaft Aminosäuren lange Zeit nur stiefmütterlich behandelt. Dabei sind Aminosäuren als eigentliche Bausteine des Körpers für unsere Gesundheit und Vitalität mindestens genauso wichtig (o Abb. 1.1). Ob ADHS, Bluthochdruck, Burnout, Diabetes, grippaler Infekt, Krebs, Osteoporose oder Sport - in beinahe allen Fachgebieten der Medizin ist das Interesse an Aminosäuren in den letzten Jahren so stark gestiegen wie an keiner anderen Nährstoffgruppe.

Eine Erklärung dafür sind die zahlreichen überzeugenden Ergebnisse aktueller Studien, die belegen, dass Aminosäuren wie L-Arginin, L-Citrullin, L-Glutamin oder L-Tryptophan in der Vorbeugung und Therapie bei einer Vielzahl von Erkrankungen einen hohen Stellenwert besitzen. Nur einige Beispiele:

L-Arginin/L-Citrullin für gesunde Gefäße und ein gesundes Herz: Die Aminosäuren L-Arginin und L-Citrullin zählen zu den bedeutendsten Nährstoffen für ein gesundes Herz-Kreislauf-System. Denn beide sind natürliche Vorstufen des lebensnotwendigen Signalmoleküls Stickstoffmonoxid (NO). L-Citrullin ist ein natürlicher Verstärker von L-Arginin. Dieser gasförmige Botenstoff erweitert die Blutgefäße, wirkt der Gefäßverkalkung entgegen und verbessert auf diese Weise die zentrale und periphere Durchblutung. Aus diesem Grund werden L-Arginin und L-Citrullin zur Senkung erhöhter Blutdruckwerte, bei Arteriosklerose oder Angina pectoris (Herzenge) erfolgreich eingesetzt.

L-Glutamin für ein schlagkräftiges Immunsystem: Die Aminosäure L-Glutamin weist von allen Aminosäuren die höchste Konzentration im Blut und in der Muskulatur auf. Mit über 60 % der Gesamtmenge an Aminosäuren ist L-Glutamin die höchst konzentrierte Aminosäure in unserem Körper. Alle sich schnell teilenden Zellen, besonders die Zellen des Immunsystem (z. B. Lymphozyten) und der Darmschleimhaut, sind zwingend auf eine ausreichende Versorgung mit L-Glutamin als Energielieferant angewiesen. Ein Glutaminmangel beeinträchtigt die Abwehrleistung des Immunsystems, die Biodiversität im Darm, fördert intestinale Funktionsstörungen (z. B. Leaky-Gut-Syndrom) und steigert die Infektanfälligkeit. Deshalb hat sich L-Glutamin in der Prävention und Therapie von Erkrankungen des Magen-Darm-Trakts und chronischen Infekten des Hals-Nasen-Rachenraums bewährt.

L-Tyrosin und L-Tryptophan für einen gesunden Hirnstoffwechsel: Einige Aminosäuren wie L-Tyrosin oder L-Tryptophan fungieren in unserem Körper als direkte Vorstufe von Nervenbotenstoffen, den so genannten Neurotransmittern. Die Aminosäure L-Tyrosin ist die Vorstufe der Katecholamine, einer Gruppe von Nervenbotenstoffen zu denen Dopamin, Adrenalin und Noradrenalin zählen. Dopamin ist ein Neurotransmitter, der für die Aufmerksamkeit und Konzentration wichtig ist. Adrenalin und Noradrenalin spielen vor allem bei der Stressbewältigung eine wichtige Rolle.

Aus der Aminosäure L-Tryptophan wird zum Beispiel der Glücksbotenstoff Serotonin gebildet. Serotonin hat einen großen Einfluss auf die Stimmungslage, die Stressresistenz, das Ess- und Schlafverhalten. Eine unzureichende Versorgung mit Aminosäuren kann dementsprechend die Verfügbarkeit an Nervenbotenstoffen beeinträchtigen, was sich in Symptomen wie Ängstlichkeit, Depressionen, Erschöpfung, Konzentrationsstörungen, Müdigkeit, Stressanfälligkeit, Aufmerksamkeitsstörungen, Aggressivität oder Hyperaktivität äußert. Es verwundert daher nicht, dass die gezielte Gabe von Aminosäuren bei Beschwerden und Erkrankungen wie ADHS, Burnout, Depressionen, Erschöpfungszuständen oder Stress oft hilfreich ist.

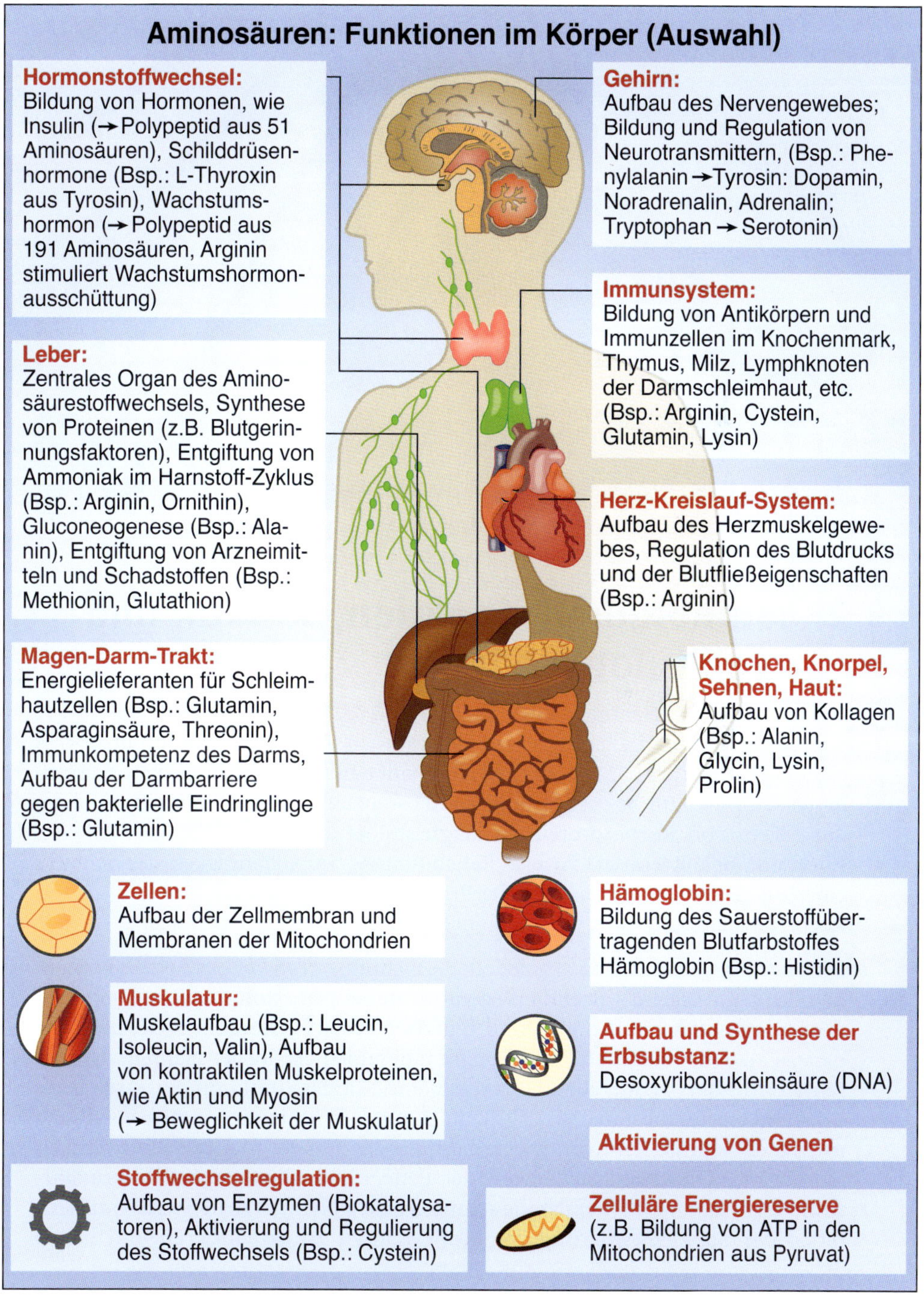

Abb. 1.1 Aminosäuren: Funktionen im Körper

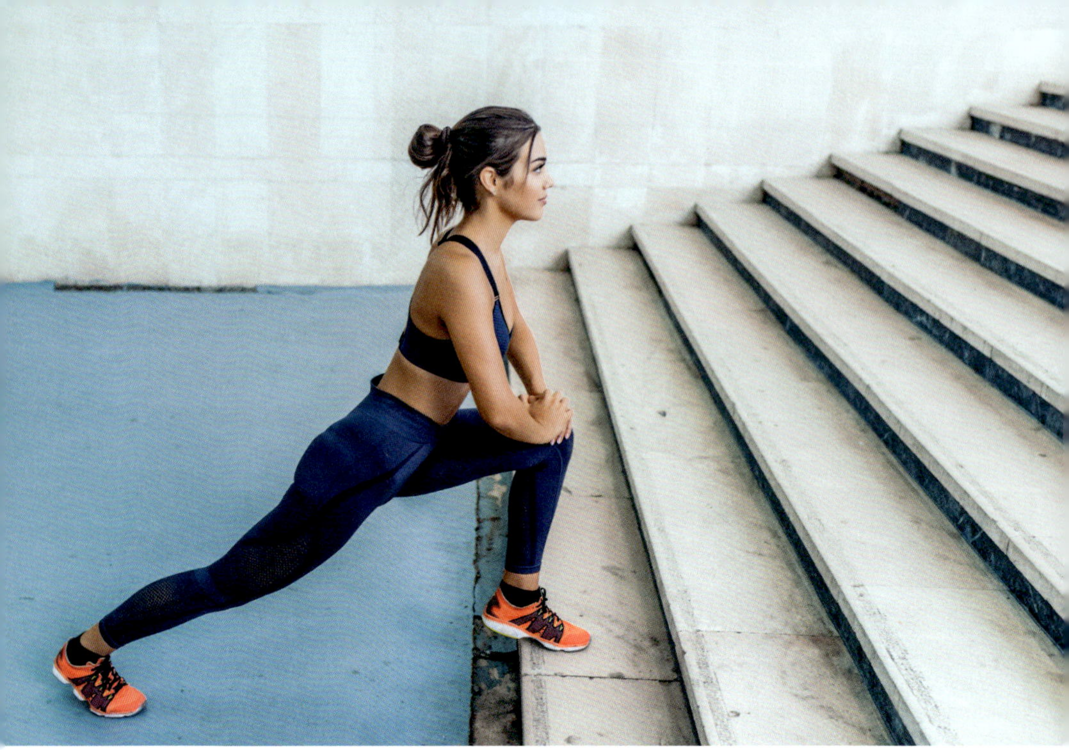

2 Aminosäuren: Funktion, Struktur und Lebensnotwendigkeit

Aminosäuren sind die biologischen Baustoffe für alle Struktur- und Funktionsproteine des Körpers. Da jede Erkrankung mit einem Abbau dieser Proteine einhergeht, ist die Zufuhr von Aminosäuren essenziell für deren Resynthese, denn der Abbau von Körperprotein ist langfristig verantwortlich für eine erhöhte Infektanfälligkeit und erschwerte Rehabilitation. In Abhängigkeit der Schwere einer Erkrankung liegt der tägliche Proteinbedarf mindestens bei 1,2 g pro kg Körpergewicht und kann durchaus auf bis zu 2,4 bis 3 g/kg KG steigen.

Die aus dem Griechischen abgeleitete Bezeichnung *proteios* – soviel wie *erstrangig* oder grundlegend – hebt die Bedeutung dieser Nährstoffgruppe hervor: Proteine bestimmen die Struktur und Funktion jeder Zelle unseres Körpers. Bei nahezu allen biologischen Prozessen im menschlichen Körper nehmen Aminosäuren und daraus aufgebaute Proteine eine Schlüsselfunktion ein – sei es als Bau- und Gerüstsubstanz oder als Regulator und Reaktionsvermittler von Enzymen und Hormonen für den reibungslosen Ablauf unseres Stoffwechsels (○ Abb. 1.1). Ohne den Stellenwert der Fette, Kohlenhydrate und Mikronährstoffe wie Vitamine, Mineralstoffe schmälern zu wollen, ist es notwendig die Kriterien der Supplementierung von Aminosäuren zu aktualisieren und in ein

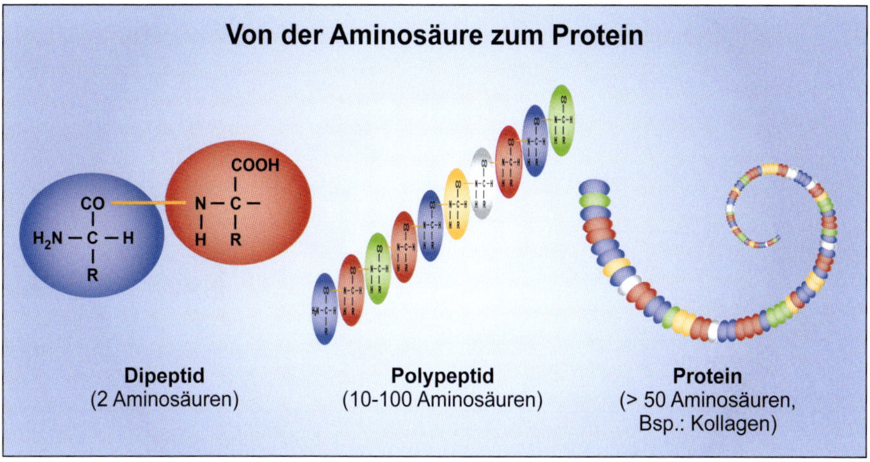

Abb. 2.1 Von der Aminosäure zum Protein

neues Licht zu rücken. Unser Immunstatus, mitochondrialer Energiestoffwechsel sowie Struktur und Funktionalität des Köpers sind somit von einer ausgewogenen Aminosäurebilanz abhängig.

2.1 Proteinogene Aminosäuren: Was ist das?

Der menschliche Körper ist in der Lage, aus Aminosäuren die verschiedensten strukturellen und funktionellen Proteine zu synthetisieren (Abb. 2.1). Für diese Proteinbiosynthese stehen 21 Aminosäuren zur Verfügung, d.h. sämtliche Proteine des menschlichen Körpers werden daraus gebildet. Diese 21 Aminosäuren werden deshalb auch als *proteinogene* Aminosäuren bezeichnet. Selenocystein ist die sogenannte 21. proteinogene Aminosäure. Selenocystein hat vor allem als Baustein einiger Enzyme (z. B. Glutathion-Peroxidase, Thioredoxin-Reduktase), welche Redoxreaktionen katalysieren, eine herausragende Bedeutung für unseren Körper.

Neben den 21 proteinogenen Aminosäuren werden noch weiteren Aminosäuren wichtige Aufgaben im Stoffwechsel zugeordnet. Hierzu zählen z. B. die beiden *nicht proteinogenen* Aminosäuren L-Ornithin und L-Citrullin, die unter anderem an der Entgiftung von Ammoniak im Körper durch Bildung von Harnstoff beteiligt sind.

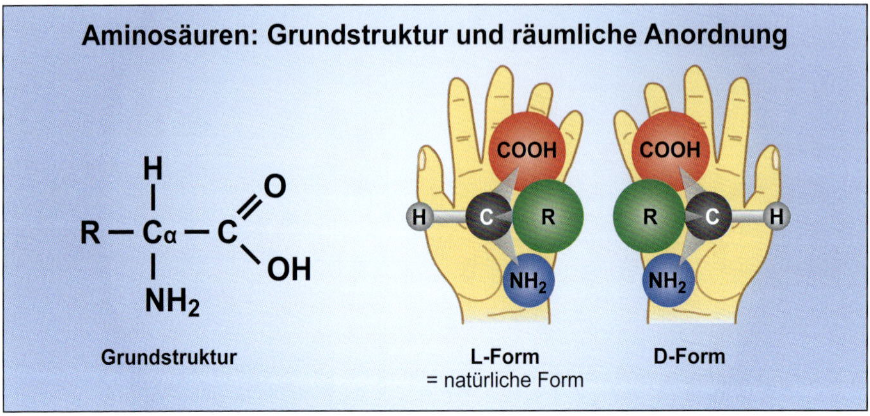

Abb. 2.2 Aminosäuren: Grundstruktur und räumliche Anordnung

2.2 Die Grundstruktur: L- oder D-Aminosäure?

Aminosäuren besitzen zwei funktionelle Einheiten: eine Aminogruppe ($-NH_2$) und eine Säure- bzw. Carboxyl-Gruppe (-COOH), daher auch der Name Aminosäure. Die 21 proteinogenen Aminosäuren werden als Alpha-Aminosäuren bezeichnet, da die Aminogruppe ($-NH_2$) und die Carboxyl-Gruppe (-COOH) mit demselben Alpha-Kohlenstoffatom ($-C_\alpha$) verknüpft sind (Abb. 2.2). Aufgrund der räumlichen Anordnung kommen diese in zwei zueinander spiegelbildlichen Formen vor. Spiegelbildlich bedeutet: Die Aminosäuren bestehen aus den gleichen Einzelbausteinen (z. B. $-C_\alpha$, $-NH_2$, -COOH) in exakt derselben Abfolge. Allerdings haben zwei der am sogenannten Alpha-Kohlenstoffatom ($-C_\alpha$) sitzenden Bausteine die Seiten getauscht. Dadurch verhalten sich die betreffenden Aminosäuren zu ihrem klassischen Gegenstück wie die rechte zur linken Hand oder der linke zum rechten Schuh.

In der Chemie benutzt man dafür den Fachbegriff Chiralität, was so viel bedeutet wie Händigkeit. Die zwei Formen werden dabei nach den lateinischen Worten für links (Laevus) und rechts (Dexter) als L- und D-Aminosäuren bezeichnet. Genauso wie ein rechter Handschuh nicht auf die linke Hand passt, können rechtshändige Aminosäuren (D-Aminosäuren) nicht die natürliche Funktion der linkshändigen Aminosäuren (L-Aminosäuren) beim Proteinaufbau im Körper übernehmen.

Als das Leben auf der Erde entstand, bevorzugte die Natur die linkshändigen Aminosäuren, sodass die gesamte Chemiefabrik unseres Körpers inzwischen darauf zugeschnitten ist. Von wenigen Ausnahmen abgesehen, können daher nur L-Aminosäuren von unserem Körper verwertet werden. Wenn im Folgenden also von Aminosäuren die Rede ist, sind stets die L-Aminosäuren gemeint und die voranstehende Bezeichnung L- vor dem jeweiligen Aminosäurenamen erübrigt sich (z.B. Arginin, anstelle von L-Arginin).

2.3 Welche Aminosäuren sind lebensnotwendig?

Nach dem Grad der Lebensnotwendigkeit, der sogenannten Essenzialität, werden die Aminosäuren in drei Gruppen eingeteilt (siehe Kasten unten).

Essenzielle Aminosäuren: Diese Aminosäuren müssen unbedingt mit der Nahrung aufgenommen werden, da der Körper sie nicht selbst aus anderen Aminosäuren oder Nährstoffen herstellen kann.

Bedingt essenzielle Aminosäuren: Die Aminosäuren dieser Gruppe können aus anderen Aminosäuren im Körper gebildet werden. So kann Cystein aus der essenziellen Aminosäure Methionin oder Tyrosin aus der essenziellen Aminosäure Phenylalanin gebildet werden. Nur unter bestimmten Bedingungen und Lebensabschnitten müssen die bedingt essenziellen Aminosäuren unbedingt mit der Nahrung zugeführt werden. Beispiel: Die Aminosäure Arginin kann im Harnstoffzyklus selbst synthetisiert werden, allerdings sind die entstehenden Mengen nicht ausreichend, um den Bedarf in Phasen des Wachstums vollständig zu decken. Für Säuglinge ist Arginin daher essenziell. Auch bei Stress oder Gefäßerkrankungen kann der Bedarf an Arginin, die vom Körper produzierte Menge überschreiten.

Nicht essenzielle Aminosäuren: Diese Aminosäuren müssen nicht mit der Nahrung aufgenommen werden, da der Körper sie selbst aus anderen Nahrungsbestandteilen bilden kann. Die nicht essenzielle Aminosäure Prolin kann z.B. aus Glutamat hergestellt werden.

Einteilung der Aminosäuren nach Essenzialität

- **Essenzielle Aminosäuren:** Histidin, Isoleucin, Leucin, Valin, Lysin, Methionin, Phenylalanin, Selenocystein*, Threonin, Tryptophan.
- **Bedingt essenzielle Aminosäuren:** Arginin, Glycin, Cystein, Glutamin, Tyrosin, Serin, Taurin.
- **Nicht essenzielle Aminosäuren:** Alanin, Asparaginsäure, Asparagin, Glutaminsäure (Glutamat), Ornithin, Prolin.

* Selenocystein (für Funktion der Selenoproteine essenziell)

2.4 Was sind glucogene und ketogene Aminosäuren?

Aus einer Reihe von Aminosäuren, die in Proteinen (z. B. Muskelprotein) vorkommen, kann der menschliche Körper Glucose herstellen. Deshalb nennt man diese Aminosäuren auch glucogene Aminosäuren. Den Prozess der Glucoseneubildung aus Aminosäuren bezeichnet man im Fachjargon als Gluconeogenese. Die Gluconeogenese ist besonders wichtig in Hungersituationen, wenn durch ein zu knappes Angebot an Kohlenhydraten der Blutzuckerspiegel abzufallen droht. Als Ersatzbrennstoff für Glucose benutzt der Körper dann glucogene Aminosäuren (z. B. Glutamin, Valin, Isoleucin) aus der Muskulatur, um die für das Gehirn lebenswichtige Glucose zu produzieren. Darum sollte man bei Diäten immer auf eine ausreichende Versorgung mit Aminosäuren achten, um einem verstärkten Abbau von Muskelmasse entgegen zu wirken.

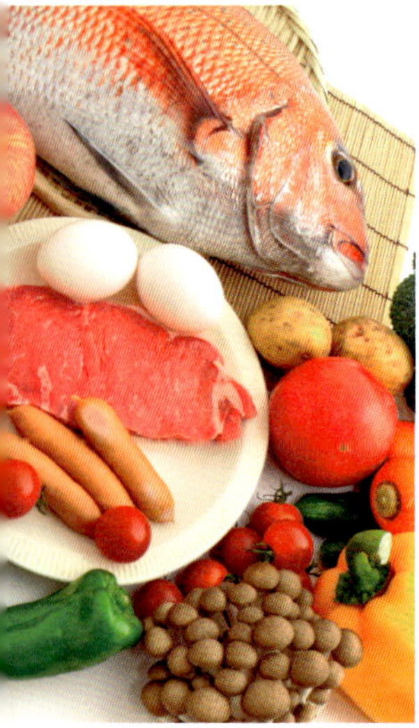

Als ketogen bezeichnet man Aminosäuren, die der Synthese von Ketonkörpern und Fettsäuren dienen. Zu Hungerzeiten dienen Ketonkörper (z. B. Acetoacetat) vor allem als Energiespender. Die beiden essenziellen Aminosäuren Leucin und Lysin sind beispielsweise rein ketogene Aminosäuren.

2.5 Was sind Peptide?

Ketten einzelner, miteinander verknüpfter Aminosäuren werden als Peptide bezeichnet. Verbindungen von zwei Aminosäuren werden Dipeptide (z. B. Alanyl-Glutamin) und von drei Aminosäuren Tripeptide (z. B. Glutaminsäure-Cystein-Glycin = L-Glutathion) genannt (○ Abb. 2.1). Noch längere Ketten bezeichnet man als Oligo- oder Polypeptide.

Das Tripeptid Glutathion ist das wichtigste Antioxidans und Verteidigungsmolekül unseres Körpers, das zahlreiche Zellen, Organe und Gewebe schützt. Wenn freie Radikale in den Zellen ihr Unwesen treiben, nehmen sie sich zuerst die empfindlichen Fette in den Zellmembranen vor. Dabei werden die Fette unter der Bildung von Hydroperoxiden oxidiert und zerstört. L-Glutathion schützt mithilfe des Enzyms Glutathion-Peroxidase (GSH-Px) unsere Zellen, Fette, Eiweiße und die Erbsubstanz (DNA) vor der Schädigung durch freie Radikale. Die Blut- und Leberzellen sind besonders reich an diesem selenabhängigen Enzym, denn hier ist der Schutz vor freien Radikalen besonders wichtig. L-Glutathion wirkt zudem der Entstehung und Ausbreitung von Entzündungen entgegen und stärkt das Immunsystem auf breiter Ebene. Eine unzureichende Versorgung mit L-Glutathion steht beim Menschen in Zusammenhang mit zahlreichen Erkrankungen (z. B. Arteriosklerose, Alzheimer-Demenz, Krebserkrankungen, Morbus Parkinson).

Abbau der Aminosäuren: Bei Protein- und Energiemangel wird in der Leber der Abbau von Aminosäuren angeregt, d. h. die Stickstoffbilanz wird negativ (katabole Stoffwechsellage). Auch ein niedriger Spiegel an den anabol wirkenden Hormonen Insulin, Testosteron und Wachstumshormon sowie eine vermehrte Ausschüttung von Stresshormonen (z. B. Glukokortikoide) steigert den Proteinabbau in der Leber.

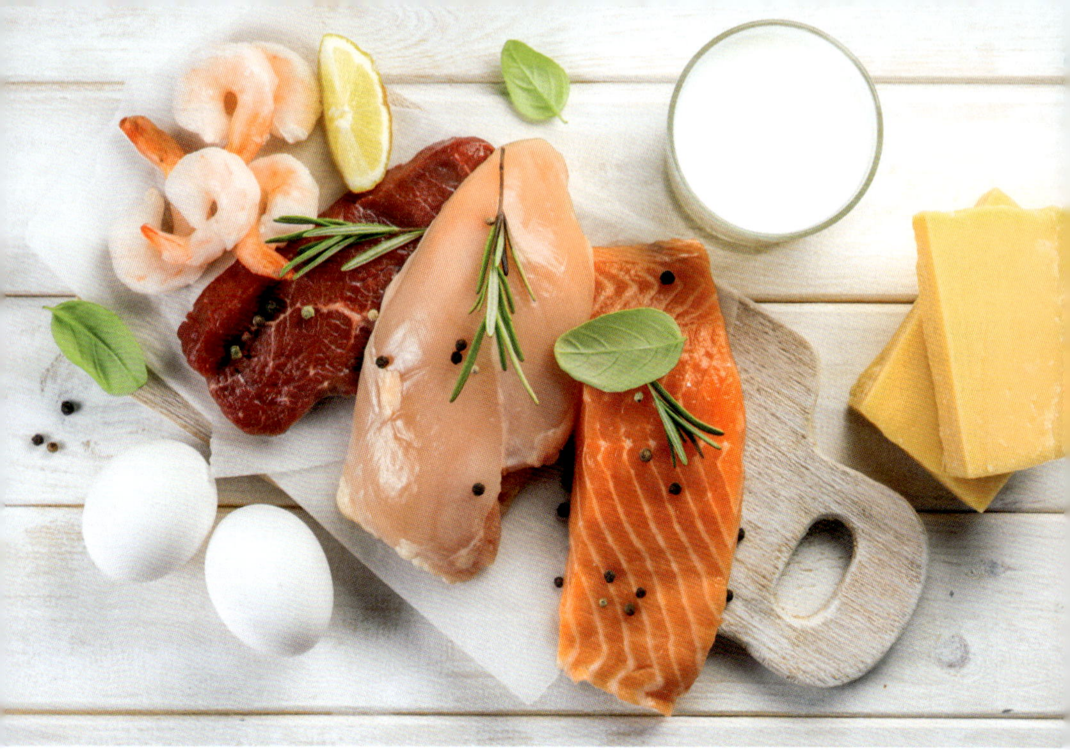

3 Ausgewählte Aminosäuren im Kurzprofil

3.1 L-Arginin/L-Citrullin

Mit vier Stickstoffatomen pro Molekül ist L-Arginin die stickstoffreichste Aminosäure. L-Arginin ist eine proteinogene, bedingt essenzielle Aminosäure, die neben ihrer Funktion als Proteinbaustein in zahlreiche Stoffwechselwege involviert ist, unter anderem als Vorstufe von Stickstoffmonoxid (NO) in der Regulation des Gefäßtonus und des Immunsystems (○ Abb. 3.1). Die Kombination von L-Arginin mit seinem natürlichen Verstärker L-Citrullin verbessert die Wirkung und NO-Verfügbarkeit.

Funktionen:

- **Vorstufe von Stickstoffmonoxid (NO):**
  a) Endothel: gefäßprotektiv (→ NO-Biosynthese), Gefäßtonus ↓, Blutdruck ↓, anti-atherosklerotisch, anti-thrombotisch,
  b) ZNS: Neurotransmitter,
  c) Immunsystem/Thymus: Lymphozytenanzahl ↑, /Makrophagen, NK-Zellen: Phagozytoseaktivität ↑, zytolytische Kapazität ↑.
- **Harnstoff-Zyklus** (→ Ammoniak-Entgiftung)**:** Spaltung durch Arginase in Harnstoff und L-Ornithin unter Entgiftung des Zellgiftes Ammoniak.

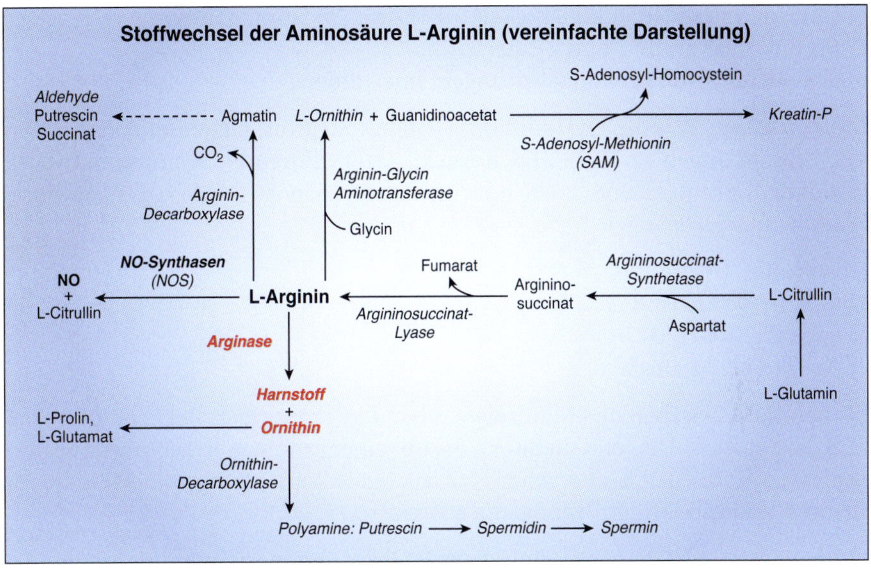

Abb. 3.1 Stoffwechsel der Aminosäure L-Arginin (vereinfachte Darstellung)

- **Hormonstoffwechsel:** Infusion von L-Arginin = klassischer Provokationstest zur Überprüfung der hypophysären Sekretion von Wachstumshormon. Zusätzlich wird die Freisetzung von Insulin und Prolaktin gefördert.
- **Kollagensynthese, Polyamine** (→ Wundheilung): Vorstufe von Polyaminen, Wundheilungsprozesse ↑.
- **Kreatin-Biosynthese:** Synthese von Kreatin aus Glycin, das in der Muskulatur als Kreatin-Phosphat die schnelle ATP-Regeneration sicherstellt.
- **Magen-Darm-Trakt:** Mikrobiota-Balance ↑.
- **Sexualfunktion:** hilfreich bei Fertilitätstörungen, erektiler Dysfunktion, Spermienanzahl und Beweglichkeit ↑.

Mögliche Mangelsymptome/erhöhter Bedarf:

- **Blut:** Arginin-Plasmaspiegel < 100 µmol/l, ADMA-Spiegel > 0,5 µmol/l Homocystein-Plasmaspiegel > 10 µmol/l.
- **Erhöhter Bedarf:** Säuglinge, Kleinkinder, Leistungssportler, chronische Niereninsuffizienz, Sepsis, Immunonutrition mit L-Glutamin und EPA/DHA.
- **Harnstoff-Zyklus:** Anreicherung von Ammoniak im Blut (Hyperammonämie).
- **Haut/Schleimhäute:** Wundheilungsstörungen.
- **Herz-Kreislauf-System:** Endotheliale Dysfunktion, erhöhtes kardiovaskuläres Risiko.

- **Immunsystem:** Infektanfälligkeit, unterdrückte Immunantwort, verringerte Produktion von IL-2 und γ-Interferon.
- **Sexualfunktion:** Erektionsstörungen, Infertilität.

Indikationen: Erektile Dysfunktion, Diabetes mellitus, Glaukom, Herz-Kreislauf-Erkrankungen (z. B. Bluthochdruck, Arteriosklerose), Immunonutrition, Infektanfälligkeit, Leaky-Gut-Syndrom, Leistungssport, NASH, Osteoporose, Wundheilungsstörungen.

Dosierung:
a) oral: 10-40 g/d (z. B. 3 x 2 g/d)
b) enteral: 20-40 g/d
c) parenteral: 20-40 g/d

Einnahme: Zwischen den Mahlzeiten, über den Tag verteilt. Bei Erkrankungen (z. B. Hypertonie, Diabetes mellitus), die mit einer erhöhten Belastung an Superoxidanion-Radikalen einhergehen, auf adäquate Versorgung mit Antioxidanzien wie Vitamin C oder Pycnogenol achten.

Nebenwirkungen: In hoher Dosierung (> 6 g/d) können gastrointestinale Störungen (z. B. Durchfall), Schlafstörungen, erhöhte Reizbarkeit und gesteigerte Libido auftreten. Bei rekurrierenden Herpes-Infektionen sollte L-Arginin nicht ergänzt werden (→ Aktivierung latenter Herpesinfektion möglich).

Interaktionen: Die Wirkung blutdrucksenkender Arzneimittel und NO-Donatoren wie Nitrate, Sildenafil und Vardenafil wird verstärkt. Die orale Bioverfügbarkeit von L-Arginin wird durch das Arginin-abbauende Enzym Arginase (Arginin → Harnstoff + Ornithin) in der Leber und den Enterozyten im Darm reduziert. Dagegen wird die nicht proteinogene Aminosäure L-Citrullin nicht von der Arginase metabolisiert, sondern kann in den Nieren durch das Enzym Argininosuccinat-Lyase in L-Arginin umgewandelt werden. L-Glutamin kann die Syntheserate an L-Arginin erhöhen. In hohen Dosierungen kann L-Arginin die Resorption von L-Lysin kompetitiv hemmen.

3.2 L-Cystein, L-Glutathion, L-Cystin

L-Cystein ist eine proteinogene, bedingt essenzielle und schwefelhaltige Aminosäure mit endständiger Sulfhydryl (-SH)-Gruppe (essenziell: Frühgeborene, akutes Leberversagen). Die endogene Glutathion (GSH)-Biosynthese hängt von der Verfügbarkeit an L-Cystein ab. Das Tripeptid GSH (L-γ-Glutamyl-Cystein-Glycin, GSH) ist quantitativ das bedeutendste intramitochondriale und intrazelluläre Thiol. GSH und die GSH-abhängigen Enzymsysteme (z. B. GSH-Peroxidase) sind essenziell für die Aufrechterhaltung des intrazellulären Redoxgleichgewichtes. GSH schützt Zellen, Mitochondrien, Lipide, Proteine und Nukleinsäuren vor der oxidativen Schädigung durch reaktive Sauerstoffverbindungen.

Funktionen:

- **Vorstufe von GSH:** Geschwindigkeitsbestimmendes Substrat für die L-Glutathion-Biosynthese (L-Cys → γ-Glutamyl-Cystein → L-GSH). GSH (wichtigstes intrazelluläres und intramitochondriales Antioxidans): antioxidative, detoxifizierende, zellschützende Wirkung, Prostaglandin-, Leukotrienstoffwechsel, Zellzyklus und Thermotoleranz.
- **Herz-Kreislauf-System:** Endothelschutz, NO-Bioverfügbarkeit ↑.
- **Entgiftung:** Detoxifikation von Xenobiotika (Biotransformationsreaktionen, Phase II), Leberzellschutz: Detoxifikation freier Radikale, Arzneimittel (z. B. Paracetamol), Aflatoxine, Schwermetalle (z. B. Quecksilber), GSH-S-Transferasen.
- **Enzymfunktionen:** SH-Gruppe des Cysteins im aktiven katalytischen Zentrum von Enzymen (z. B. L-Selenocystein), Elektronenübertragungsreaktionen (Fe-S-Zentren).
- **Genetischer Code:** L-Selenocys = 21. proteinogene AS, Einbau in UGA-Stopp-Codon.
- **Immunsystem:** Aktivität der CD4-T-Helferzellen und NK-Zellen, T-Zellproliferation ↑, Lymphozytenproliferation ↑, GSH-Mangel → zytotoxische T-Zellaktivität ↓.
- **Körperzellmasse:** Antikatabole Wirkung, Regulierung der Muskelproteinbilanz (→ Erhöhung des Glutamin-/GSH-Status).
- **Neurotransmitterhaushalt:** Dopamin-Transporter-Bindung ↑ (z. B. Nucleus caudatus, Putamen).
- **Proteinbiosynthese:** Bildung und Aufrecherhaltung von Tertiärstrukturen in Proteinen (Cystin: Dimer von Cystein), Wachstum von Haut und Haaren (Cystin).
- **Taurin-Biosynthese:** L-Methionin → L-Cystein → Taurin.

Mögliche Mangelsymptome/erhöhter Bedarf:

- **Arzneimittel:** Paracetamol, Strahlentherapie, Zytostatika (z. B. Busulfan, Carmustin, Cisplatin, Cyclophosphamid, Ifosfamid).
- **Erhöhter Bedarf:** Alter, Frühgeborene, hohe körperliche Belastung, Stress, Erkrankungen mit immunologischer Dysfunktion wie Krebs (v. a. Tumorkachexie), AIDS, HIV, CFS, CED, Leberversagen, Sepsis, Trauma.
- **CG-Mangelsyndrom:** Erniedrigte Cystein-/Glutamin-Plasmaspiegel, erhöhte Glutamat-Plasmaspiegel und/oder Harnstoffproduktion (Glutamat hemmt kompetitiv die Cystein-Aufnahme von Makrophagen und NK-Zellen).

- **Immunsystem:** GSH-Depletion, immunologische Dysfunktion, Infektanfälligkeit, Beeinträchtigung der zytotoxischen T-Zell-, NK-Zell-Aktivität, T-Zell-Proliferation und Synthese von Cysteinyl-Leukotrienen (neutrophile Granulozyten).
- **Körperzusammensetzung:** Abnahme der Körperzellmasse (z. B. immunkompetente Muskelmasse), Zunahme der Extrazellulärmasse (z. B. Flüssigkeitseinlagerung), Kachexie (Stickstoffverlust → katabole Stoffwechsellage).

Indikationen: Atemwegserkrankungen (z. B. Grippaler Infekt, Bronchitis). NAC wirkt stark schleimlösend und auswurffördernd. Entgiftung von Xenobiotika (z. B. Alkohol, Paracetamol → Antidot bei Vergiftungen mit Paracetamol). NAC steigert Aktivität von Immunzellen und wird als GSH-Prodrug (→ Immunschwäche, Krebs). Kombination mit Zink, Eisen, Biotin und Vitamin B_6 wirkt Haar- und Nagelbruch sowie vorzeitigem Haarausfall entgegen.

Dosierung: Oral: 200–3.600 mg NAC/d (z. B. 3 x 200 mg/d).

Einnahme: Zwischen den Mahlzeiten. Die Tagesdosis sollte über den Tag verteilt werden.

Nebenwirkungen: Vereinzelt Durchfall, Juckreiz, Übelkeit, Bronchospasmen.

Interaktionen: Gleichzeitige Gabe zu Antibiotika (z. B. Penicilline, Cephalosporine): Inaktivierung möglich → 2 h Einnahmeabstand. Kombination von Antitussiva mit NAC kann Sekretstau auslösen. L-Cystein kann die Synthese von L-Glutamin erhöhen.

3.3 L-Glutamin

L-Glutamin ist eine bedingt essenzielle Aminosäure mit zwei Stickstoffatomen, die in nahezu allen Geweben im Organismus gebildet werden kann (essenziell: Kachexie, Katabolie, Sepsis). Die normalen Glutaminspiegel im Plasma liegen zwischen 500 und 800 µmol/l. Damit hat sie mit über 60 % im Körper den größten Anteil am Gesamt-Pool der freien proteinogenen Aminosäuren im Körper (→ Blutplasma: 20 %; Leber, Skelettmuskulatur: 40–60 %). Ihre regulatorischen Funktionen übt sie vor allem als Energiesubstrat und Aminogruppendonor aus. Glutaminmangel beeinträchtigt erheblich die Integrität des Dünndarms und die Funktionalität des Immunsystems. L-Glutamin ist neben den VKAS ein limitierender Baustein für den Aufbau und den Erhalt der Muskelmasse. Der Blutzuckerspiegel wird durch Glutamin stabilisiert. Das Lang- und Kurzzeitgedächtnis sowie die Konzentrationsfähigkeit wird verbessert. Glutamin ist zudem ein wichtiger Vorläufer des bedeutendsten körpereigenen Antioxidans L-Glutathion. Glutamin wurde zudem bisher als Hauptquelle (etwa 80 %) für die Citrullin-Synthese bei Menschen angesehen.

Mit Hilfe der Glutamin-Synthase wird Glutamin im Sklettmuskel, der Leber und der Lunge aus Glutamat und Ammonium gebildet. Die Glutamin:Glutamat-Ratio korreliert invers mit der allgemeinen (HR: 0,87), insbesondere mit der kardiovaskulären Mortalität (HR; 0,81). Glutamin wurde zudem bisher als Hauptquelle (etwa 80%) für die Citrullin-Synthese bei Menschen angesehen. Eine aktuelle Studie zeigt jedoch, dass Glutamin dabei nur einen untergeordneten Stellenwert hat, d. h. es ist nur zu etwa 10 % an der endogenen Bildung von Citrullin beteiligt.

Funktionen:

- **Hauptenergiesubstrat** der Zellen des Gastrointestinaltrakts und Immunsystems (Enterozyten, Kolonozyten, GALT-Immunzellen → Integrität der Darmmukosa, IgA-Produktion), Tight Junctions: Transmembranproteine Integrität ↑, Darmpermeabilität ↓, Firmicutes/Bacteroidetes-Ratio ↓ (z. B. Dialister, Dorea, Pseudobutyrivibrio, Veillonella) → Mikrobiota-Balance ↑.
- **Immunsystem:** Lymphozytenproliferation, Differenzierung von B-Zellen zu Antikörper-produzierenden Zellen, Interleukin-1-Sekretion der Makrophagen, Interleukin-2-Sekretion aktivierter Lymphozyten.
- **Regulator der Muskelproteinbilanz** (→ Proteinbiosynthese) und **Aminosäuren-Homöostase**.
- **Glutathion-Biosynthese:** Glutamin ist ein Glutathion-Präkursor.
- **Regulation des Säure-Basen-Haushaltes:** Hauptsubstrat der renalen Ammoniakgenese, Fixierung von Protonen im Urin (Protonenakzeptor: NH_3).
- **Aminogruppendonor:** Biosynthese von Purinen, Pyrimidinen, Nukleotiden, Aminozuckern, Asparagin.
- **ZNS:** NH_3-Fixierung und -Entgiftung (Glutamat → Glutamin).
- **Hitzeschockproteinsynthese** (Heat-Shock-Protein 70, HSP werden bei zellulärem Stress gebildet, verhindern oxidative Schäden).
- **Verbesserung des zellulärer Hydratationszustandes** (→ anaboles, Protein-aufbauendes Signal), Genexpression (z. B. Erhöhung der Transkriptionsrate des Akutphase-Proteins 2 M).
- **DNA- und RNA-Synthese**.
- **Wachstumshormon:** Somatropin (→ Bildung und Sekretion).

Mögliche Mangelsymptome/erhöhter Bedarf:

- **Allgemein:** Körperliche Leistungsfähigkeit ↓, verlängerte Rekonvaleszenz (z. B. Krankenhausverweildauer), Mortalität (insbesondere kardiovaskuläre) ↑.
- **Arzneimittel:** NSAID (z. B. ASS, Indometacin), Strahlentherapie, Zytostatika (z. B. 5-FU, MTX).
- **Blut:** Glutamin-Plasmaspiegel < 600 µmol/l (Referenz: 600–900 µmol/l).
- **Erhöhter Bedarf:** Frühgeborene, hohe körperliche Belastung (z. B. Spitzensport), Operationen.

- **Erkrankungen:** (hyperkatabole/-metabole Zustände, Bedarf kann auf 20-40 g pro Tag ansteigen): AIDS/HIV, Bestrahlung, CED, akute Infektionen, Leaky-Gut-Syndrom, Leber-, Nierenerkrankungen, krebsbedingte Kachexie, Knochenmarkstransplantationen, nekrotisierende Enterokolitis, Kurzdarmsyndrom, Pankreatitis, Sepsis, SIRS, Trauma, Verbrennungen.
- **Haut:** Wundheilungsstörungen.
- **Immunsystem:** Infektanfälligkeit (z. B. Bakteriämie, multiples Organversagen, Pneumonie, Sepsis), Immunsuppression, Th1, TH17 ↑, T_{reg} ↓.
- **Mortalität, insbesondere kardiovaskuläre:** Glutamat > Glutamin ↑.
- **Magen-Darm-Trakt:** Darmpermeabilität ↑, Firmicutes/Bacteroidetes-Ratio ↑, Dysbiose, Risiko der bakteriellen Translokation ↑ (→ Endotoxämie), Integrität der Transmembranproteine ↓ (z. B. Tight Junctions), Mukositis, Ulzerationen, Zottenatrophie.
- **Muskulatur:** muskuläre Glutamin-Depletion, GSH-Depletion (CG-Mangel-Syndrom), Muskelzellverlust, Wasting.

Indikationen: Akute und chronische Infekte, Magen-Darm-Erkrankungen mit erhöhter Darmpermeabilität (z. B. Durchfall, CED), Dysbiose (z. B, Firmicutes/Bacteroidetes-Ratio ↑), Darmsanierung, Immunonutrition, Herz-Kreislauf-Erkrankungen (z. B. Dyslipidämie, Hypertonie, Insulinresistenz), Leistungssport, Knochenmarkstransplantation, Pankreatitis, Reizdarmsyndrom, Sichelzellanämie, Strahlentherapie, Tumorkachexie, Wundheilungsstörungen.

Dosierung:
a) Oral: 10-40 g/d (z. B. 3 x 5 g/d);
b) Enteral/parenteral: 20-40 g/d

Einnahme: Zwischen den Mahlzeiten. Die Tagesdosis sollte über den Tag verteilt werden. Pharmakokinetische Studien an Gesunden zeigen, dass 50-75 % des oral applizierten Glutamins vom Splanchnikus extrahiert werden. Trotz dieser starken Extraktion ist die enterale oder orale Supplementierung von L-Glutamin bzw. seiner stabileren Dipeptidformen L-Glycyl- bzw. L-Alanyl-Glutamin in der Lage, in einer dosisabhängigen Weise den Blutspiegel zu steigern. Glutamin ist in freier Form sehr instabil und eingeschränkt wasserlöslich. Dipeptide wie Alanyl-Glutamin oder Glycyl-Glutamin sind gut wasserlöslich und ausreichend stabil, insbesondere bei Hitzesterilisation und Lagerung. Glutamin (Säureamid der Glutaminsäure) kann nicht durch Glutamat ersetzt werden!

Nebenwirkungen: Glutamin wird i. d. R. sehr gut vertragen. In seltenen Fällen kann Glutamin bei sensiblen Menschen eine manische Stimmungslage und Schlafstörungen verursachen.

Interaktionen: **NSAID** (z. B. Indometacin): Die gastrointestinalen Nebenwirkungen (z. B. Schleimhautschäden) können durch begleitende Einnahme von

Glutamin (z. B. 2 x 5 g/d) verringert werden. **5-Fluorouracil**: Bei Patienten mit Kolonkarzinom verringerte Glutamin (z. B. 18 g/d, p. o., Beginn 5 d vor CT) die 5-Fluorouracil-induzierte Mukositis und Stomatitis. **Methotrexat:** Glutamin (vor der CT) reduzierte in tierexperimentellen Studien die MTX-induzierten Mukosaschäden und erhöhte die tumordestruktive Wirkung des Zytostatikums. **Paclitaxel:** Die Neurotoxizität von Paclitaxel kann durch Glutamin verringert werden. Bei Patienten, die 24 Stunden nach Beendigung der Taxangabe Glutamin erhielten (3 × 10 g Glutamin/d, p. o., Zeitraum: 4 Tage lang), wurde die Häufigkeit des Auftretens einer peripheren Neuropathie signifikant reduziert (auch paclitaxelinduzierte Myalgien). **Vincaalkaloide:** Für die Vincaalkaloide Vincristin und Vinblastin konnte im Tierexperiment eine neuroprotektive Wirkung von Glutamin gezeigt werden.

3.4 Taurin

Taurin (2-Aminoethan-Sulfonsäure) ist eine organische Säure mit einer Amino- und einer Sulfonsäure-Gruppe, die in der Leber aus Cystein (→ Cystein-Sulfinat-Decarboxylase, CSD) und Methionin unter Beteiligung von Vitamin B_6 gebildet wird. Taurin ist folglich eine Amino-Sulfonsäure und keine Amino-Carbonsäure und kann daher keine Peptide bilden, ist also nicht proteinogen (essenziell: Frühgeborene, Kleinkinder).

Im Bereich der Amino-Gruppe besteht eine strukturelle Analogie zu γ-Aminobuttersäure (GABA), was zum Teil die Taurinnwirkung im ZNS zu erklären scheint. Nach Glutamin ist Taurin die am höchsten konzentrierte Aminosäure im Pool freier Aminosäuren und in der Zellflüssigkeit. Gewebe mit einer hohen Mitochondriendichte wie ZNS, Retina, Myokard, Lymphozyten und Thrombozyten sind besonders reich an Taurin. Die höchsten Gewebekonzentrationen finden sich im Gehirn und Herz. Taurin kommt in hoher Konzentration im ZNS vor und übersteigt während der Neurogenese in der Retina, dem Kleinhirn und im Bulbus olfactorius sogar die Konzentration der klassischen Neurotransmitter Glutamat und GABA. Absolut gesehen befindet sich jedoch am meisten Taurin in der Muskulatur.

Zu den taurinreichsten Nahrungsmitteln zählen: (Tauringehalt in mg/100g) Austern (1200 mg), Makrele (900 mg), Hühnerleber (600 mg) Muscheln (650 mg) und Sepia (400 mg).

Funktionen:

- **Antioxidans:** Entgiftung von Hydroxyl-Radikalen (Taurin-Hypotaurin-Weg), Hypochlorit-Radikalen (unter Bildung von Taurinchloramin) und reaktiven Sauerstoff- (z. B. Peroxide: Respiratory burst, Myeloperoxidase-Reaktion) und Stickstoffspezies (z. B. Peroxynitrit), mitochondriale Integrität.

- **Blutdruck:** Systolischer/Diastolischer RR ↓ Angiotensin II ↓, vaskuläre Inflammation ↓, Kalzium-Aktivität ↓, Verbesserung der Blutrheologie, atherothrombotisches Risiko ↓, Endothelfunktion (FMD) ↑.
- **Fettstoffwechsel:** Bildung von Gallensäurekonjugaten (→ Gallensalzbildung als Taurocholsäure), Risiko für Gallensteine ↓, Hepatotoxizität von Xenobiotika ↓.
- **Hirnentwicklung:** Fetale Gehirnentwicklung, Wachstumsfaktor bei der Axogenese (→ Axonaussprossung), Neurogenese (z. B. Wachstum von Progenitorzellen), Integrität der Blut-Hirn-Schranke; im Gehirn von Fetus und Neugeborenen sind Taurinspiegel 4-5 x höher als beim Erwachsenen.
- **Immunkompetenz:** Hemmung der Apoptose von Immunzellen, antiinflammatorische Wirkung (Reduktion der TNF-α–Produktion durch Makrophagen).
- **Kohlenhydratstoffwechsel:** Glykolyse, Gluconeogenese, Glykogenaufladung in der Regenerationsphase bei Athleten.
- **Magnesium-Haushalt:** Zelluläre Magnesium-ATP-Fixierung ↑.
- **Mitochondrialer Energiestoffwechsel:** Aktivierung von *mt* Kplx I, Konjugat-Bildung mit dem Uridin-Rest der tRNA, ATP-Bildung ↑, mitochondriale Permeabilität ↓, mitochondriale Biogenese und Morphologie ↑.
- **Myokard:** Positiv inotrop, antiarrhythmische Wirkung, Schutz der Kardiozyten vor Kalzium-Überladung (→ intrazelluläre Kalziumhomöostase), oxidativ und reperfusionsbedingten Schäden (→ Respiratory burst).
- **Neuromodulator:** Neurotransmitter (Modulation der neuronalen Erregungsleitung und Signalübertragung, olfaktorisches System); Taurin besitzt GABA- und Glycin-inhibitorische Effekte auf die Neuronenaktivitat, Agonist von $GABA_A$ mit den Untereinheiten α_1 und β_2.
- **Osmoregulation:** Osmotisches Gleichgewicht der Zelle, Zellmembranstabilisierung, Balance der zellulären Mineralstoffe (intra- zu extrazellulärer Tauringradient im Gehirn 500:1, in der Retina 400:1).
- **Retina** (→ Photorezeptoren): Hohe intraokulare Taurinspiegel, Schutz vor Licht-induzierten freien Radikalen und retinaler Degeneration.
- **Wachstumsmodulator:** Entwicklung des ZNS, der Retina und Herzfunktion.

Mögliche Mangelsymptome/erhöhter Bedarf:

- **Arzneimittel:** Strahlentherapie, Zytostatika.
- **Erhöhter Bedarf:** Frühgeborene, Kleinkinder, Schwangerschaft.
- **Erkrankungen:** Augenerkrankungen (z. B. AMD, Retinitis pigmentosa), Operation der Galle, Diabetes mellitus, Herz-Kreislauf-Erkrankungen (z. B. Kardiomyopathie), Krebs, Mitochondriopathien, Mukoviszidose, Lebererkrankungen, Lungenentzündung, Niereninsuffizienz (Urämie), Infektionen, Katabolie, Krebs, Sepsis, schwere Traumata.
- **Ernährung:** Langfristige vegane, totale parenterale Ernährung.

- **Mangel an Cofaktoren:** Vitamin B_6, Cystein, Methionin.
- **Mangelsymptome:** *Augen:* retinale Degeneration. *Entwicklung:* Wachstumsretardierung (z. B. Neugeborene). *Galle/Leber:* Störungen der Gallensäurekonjugation und des Leberstoffwechsels. *Herz-Kreislauf-System:* Kardiomyopathien, erhöhtes Risiko für Reperfusionsschäden nach Ischämie. *Gehirn:* Leaky-Brain-Symptom, *Immunsystem:* Immunschwäche. *Lunge:* interstitielle Fibrose, Lungenentzündung, Lungenödem. *Mitochondrien:* Morphologie und Funktionalität ↓, mitochondriale Dysfunktion, Risiko für Mitochondriopathien (ähnlich MELAS, MERRF), *Muskulatur:* Abfall der intramuskulären Taurinspiegel. *Nervensystem:* neurologische und zerebrale Dysfunktion.
- **Umweltgifte:** Belastung mit Tetrachlorkohlenstoff.

Indikationen: Infektionen, Demenz (z.B. Alzheimer), Diabetes mellitus, Herz-Kreislauf-Erkrankungen (z. B. Hypertonie, Herzinsuffizienz), Krebstherapie, Leberfunktionsstörungen (z. B. Enzephalopathie bei Zirrhose), Leistungssport, Lungenerkrankungen, Makuladegeneration (AMD), mitochondriale Dysfunktion, Mukoviszidose (z. B. 30 mg Taurin/kg KG/d), Nierenerkrankungen, Prävention diabetischer Spätschäden (z. B. Retinopathien, Nephropathien, Neuropathien), Tics, Tumorkachexie.

Dosierung: Oral: 1000–6000 mg/d.

Einnahme: Tagesdosierung über den Tag verteilt, zwischen den Mahlzeiten.

Nebenwirkungen: In seltenen Fällen können gastrointestinale Störungen (z. B. Durchfall) und Schläfrigkeit auftreten. Unter der Einnahme von 1500 mg Taurin täglich wurden bei Patienten mit Epilepsie Kopfschmerzen, Gehstörungen und Übelkeit beobachtet.

3.5 L-Threonin

Threonin ist eine essenzielle, proteinogene Aminosäure, aus der die beiden nicht essenziellen Aminosäuren L-Glycin und L-Serin gebildet werden können. Im Körper ist Threonin ein wichtiger Baustein von Proteinen (z. B. Kollagen), die eine zentrale Rolle beim Aufbau der Knochen und Zähne sowie der Sehnen und Bänder spielen. Besonders reich an Threonin sind Muzine – organische Schleimstoffe zum Schutz der Schleimhäute.

Muzine sind Glykoproteine, d. h. Makromoleküle aus einer zentralen Proteinkette und langen Seitenketten aus Polysacchariden. Diese verleihen den Muzinen eine hohe Wasserbindungskapazität und schützen das zentrale Protein vor enzymatischer Proteolyse. Die Muzine im Darm bestehen zu etwa 30 % aus Threonin. Da 80 % des körpereigenen Immunsystems im Darm lokalisiert sind, ist die Darmmukosa von zentraler Bedeutung. Die Darmschleimhaut versorgt den Körper nicht nur mit den lebensnotwendigen Substanzen, sie fungiert auch als Barriere gegen eindringende Krankheitserreger wie Bakterien, Pilze, Viren sowie gegen unverdaute Nahrungspartikel (Allergene). Sind Schleimhautbereiche durch Gifte, chronische Erkrankungen, Stress oder Infektionen geschädigt, können sich wegen der gestörten Barrierefunktion sogar allergische Symptome entwickeln. Threoninreiche Verbindungen sind sehr Proteolyse-stabil, d. h. sie werden nur schwierig abgebaut. Zudem spielen Muzine eine zentrale Rolle für die Barrierefunktion der Schleimhäute und die Regulierung der Zelladhäsion.

Funktionen

- **Darmmikrobiota:** Biodiversität.
- **Immunkompetenz:** IgA-Produktion, Baustein von Antikörpern, intestinales Immunsystem.
- **Proteinbaustein:** Kollagen (z. B. Bänder, Knochen, Sehnen), Muzine (z. B. Schleimschicht auf der Magenoberfläche).
- **Mukosa:** Integrität, Schleimhautbarriere.

Bedarf: Der Bedarf an Threonin für Erwachsene liegt täglich bei 16 mg pro kg KG. Für eine Person mit einem Körpergewicht von 70 kg bedeutet das, dass täglich 1.120 mg Threonin mit der Nahrung aufgenommen werden müssen. Diese Menge steckt etwa in 100 g Edamer, Linsen oder Sardinen. In Phasen des Wachstums (z. B. Säuglinge, Kinder) ist der Bedarf höher und wird täglich mit bis zu 150 mg Threonin pro kg KG angenommen.

Mögliche Mangelsymptome/erhöhter Bedarf:

- **Arzneimittel:** Schleimhautschädigende Medikamente (z. B. Antibiotika, Chemotherapie).
- **Erhöhter Bedarf:** Säuglinge, Kinder, Schwangerschaft, Stillzeit.
- **Ernährung:** Vegane Diäten, einseitige Ernährung (z. B. wenig Protein), Maldigestion, Malnutrition, Essstörungen (z. B. Bulimie, Magersucht), längere Fastenkuren.
- **Erkrankungen:** CED (z. B. Morbus Crohn), Leaky-Gut-Syndrom, erhöhte Darmpermeabilität, Pankreasinsuffizienz.
- **Gelenke, Knochen, Zähne:** Aufbau und Regeneration der Bänder, Knochen, Knorpel und Sehnen ↓, Gelenkschmerzen, Karies, Zahnschmelz ↓.
- **Genussmittel:** Alkohol, Nikotin, Koffein.
- **Haut, Bindegewebe:** Elastizität ↓, vorzeitige und beschleunigte Faltenbildung.
- **Immunsystem:** Infektanfälligkeit, Entzündungen, Wundheilungsstörungen.
- **Psychische und physische Belastung:** Leistungssport, persistierender Stress, Schlafmangel.

- **Magen-Darm-Trakt:** Barriere Dysfunktion, mukosale Integrität im Magen und Darm ↑, Darmpermeabilität ↑, intestinale Inflammation ↑, Leaky-Gut-Syndrom.
- **Wachstumsstörungen:** z. B. Kindheit.

Indikationen: Abgeschlagenheit, CED (z. B. Colitis), Infektanfälligkeit, Leaky-Gut-Syndrom, Müdigkeit, Pankreasinsuffizienz, Osteoporose, Wachstum, Wundheilung.

Dosierung: Oral: 2000–6000 mg/d (z. B. 2 x 1000 mg/d).

Einnahme: Tagesdosierung über den Tag verteilt, zwischen den Mahlzeiten.

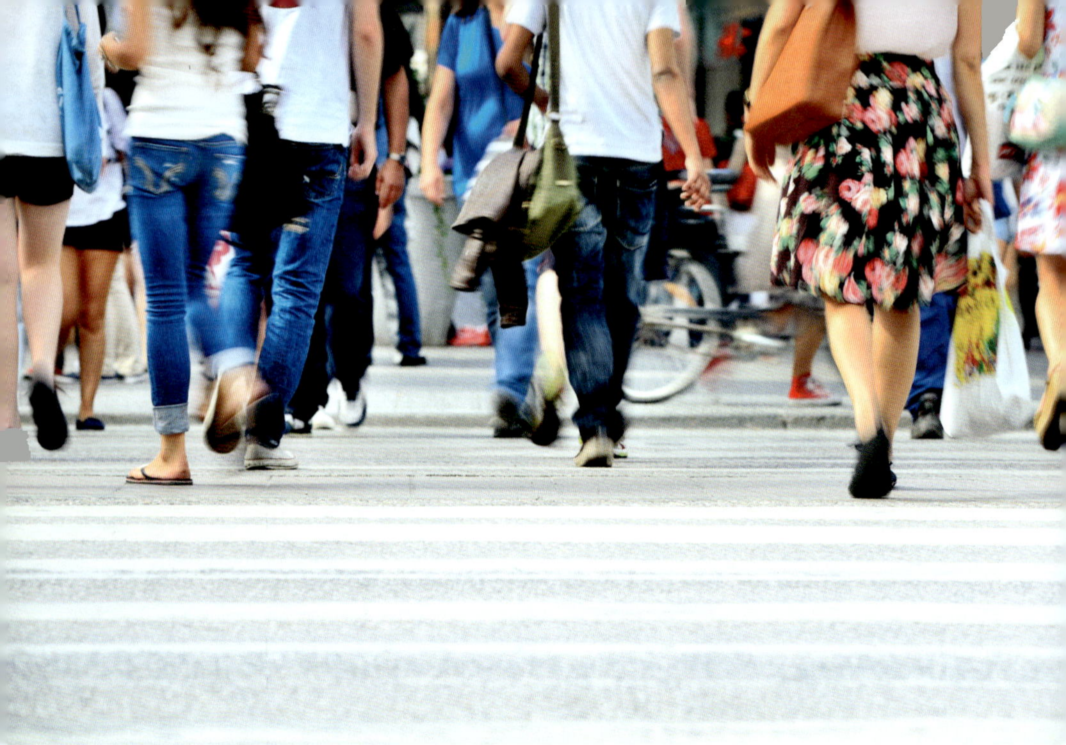

4 Krankheits- und Beschwerdebilder

4.1 Erkältungskrankheiten und chronische Infekte des Hals-Nasen-Rachenraums

Jeder kennt es: Oft beginnt alles mit einem leichten Kratzen oder Schmerzen im Hals. Im weiteren Verlauf können zusätzlich Husten, Schnupfen und Heiserkeit in beinahe jeder erdenklichen Kombination auftreten. Oft klagen die Betroffenen auch über Kopfweh, Fieber und sie fühlen sich müde und abgeschlagen. Der gewöhnliche grippale Infekt („Erkältung") ist einer der häufigsten Erkrankungen überhaupt und verursacht den Hauptanteil an Arztbesuchen und krankheitsbedingten Arbeitsausfällen.

Erwachsene leiden pro Jahr etwa zwei- bis viermal an einer Erkältung, Kinder sechs- bis achtmal. Kleinkinder und ältere Menschen sind besonders oft von Atemwegsinfektionen betroffen. Nach Schätzungen von Gesundheitsexperten ist der grippale Infekt allein für rund 40 % aller Fehltage bei Berufstätigen und Millionen von Fehltagen bei Schulkindern verantwortlich. In der Vorbeugung und Therapie von Erkältungskrankheiten haben sich die immunstärkenden Aminosäuren wie L-Glutamin und andere Mikronährstoffe (z. B. Zink) bewährt.

Eine Virus-Infektion verursacht Erkältungskrankheiten

Erkältungskrankheiten werden vor allem durch das zur Familie der Picornaviren gehörende humane Rhinovirus ausgelöst. Dabei werden die Erkältungsviren über Tröpfchen- oder Schmierinfektion übertragen. Ausgehustete Erreger können eingeatmet und über die Hände („höflicher Händedruck") auf die Schleimhäute von Mund, Nase und Auge gelangen. Von hieraus können die Viren dann direkt in den Körper eindringen.

Alles, was unser Immunsystem schwächt, kann anfälliger für Erkältungskrankheiten machen. Neben Unterkühlung also auch Stress, Schlafmangel und Krankheiten. Enger Kontakt erleichtert die Übertragung der Erreger. Bei großen Menschenansammlungen in geschlossenen Räumen haben die Erkältungsviren also ein leichtes Spiel. Wenn unser Immunsystem auf die Viren reagiert, löst das eine Vielzahl von Prozessen im Körper aus: Immunbotenstoffe werden ausgeschüttet, Fresszellen gleiten durchs Gewebe, Entzündungen entstehen. Solche Abwehrreaktionen unseres Körpers werden als typische Krankheitssymptome bei Erkältungskrankheiten und chronischen Infekte des Hals-Nasen-Rachenraums erlebt.

Ernährung und Immunsystem

Ein intaktes und leistungsfähiges Immunsystem ist für unsere Gesundheit überlebenswichtig. Zu den zentralen Aufgaben des Immunsystems gehören die tägliche Abwehr von Bakterien, Pilzen und Viren, die Infektionskrankheiten auslösen, der Schutz vor Parasiten und Toxinen, die den Stoffwechsel vergiften und unseren Organismus schwächen, die Beseitigung entarteter Zellen, die zu bösartigen Tumoren heranwachsen können sowie die Regeneration von zerstörtem Gewebe und die Förderung der Wundheilung.

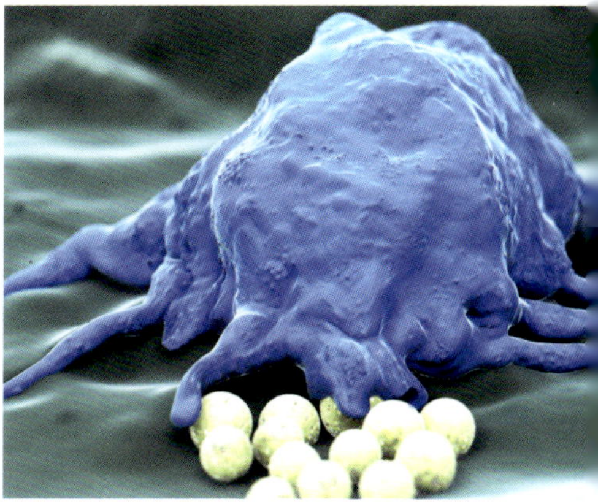

Unser Immunsystem ist ein komplexes und stark vernetztes System, zu dem bewegliche und unbewegliche Immunzellen, Organe (z. B. Knochenmark, Darm) und eine Reihe löslicher Eiweiße gehören. Sehr stark vereinfachend teilt man das menschliche Immunsystem in zwei Komponenten, das zelluläre und humorale Immunsystem (humor = Körperflüssigkeit) ein. Zum zellulären Immunsystem gehören beispielsweise spezialisierte Immunzellen, die entweder frei beweglich (z. B. im Blut) oder ortsständig in verschiedenen Geweben vorkommen. Dazu zählen

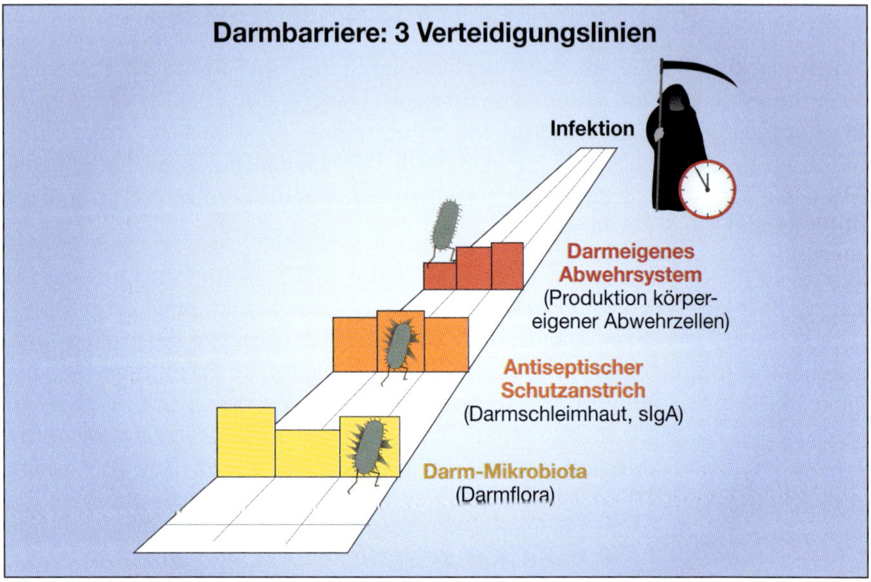

Abb. 4.1 Im Darm befindet sich der Großteil unseres Immunsystems

unter anderem die Makrophagen, T-Lymphozyten und natürlichen Killerzellen. Das humorale Immunsystem ist der Teil des Immunsystems, der nicht auf Zellen, sondern auf Plasmaproteinen basiert. Dazu gehören beispielsweise die Antikörper.

Überall dort, wo der Organismus permanent den Angriffen krankheitsauslösender Eindringlinge ausgesetzt ist, ist die Immunabwehr besonders stark ausgebildet: in den Schleimhäuten der Atemwege, des Darmes und der Harnwege sowie in der Haut. Im Darm befindet sich dabei der weitaus größte Teil unseres Immunsystems. Nahezu 80 % aller Immunzellen sind dort ansässig. Das schleimhautgebundene Immunsystem im Darm bildet durch seinen antiseptischen Schutzanstrich eine zentrale Abwehrbarriere (= Mukosablock), die das Eindringen von Keimen (z. B. Bakterien, Viren) verhindert (Abb. 4.1). Die Aminosäure Glutamin ist als essenzieller Energielieferant für die Zellen des Darms für eine effektive Abwehrfunktion des schleimhautgebundenen Immunsystems zwingend erforderlich. Mehr als 500 verschiedene Bakterienspezies siedeln in den Tiefen des menschlichen Dickdarms – ein eigener Mikrokosmos, der zehnmal mehr Zellen und 150-mal mehr Gene in den Körper bringt als der Mensch besitzt. Diese intestinale Mikrobiota (z. B. Bifidobakterien, Lactobazillen) trägt wesentlich zur Entwicklung und zum Erhalt des Darmimmunsystems bei, hilft bei der Abwehr von Pathogenen und Toxinen und unterstützt die Verdauung durch die Erweiterung der enzymatischen Kapazität. Ohne die Mikroorganismen des natürlichen Darmmikrobioms, die sich entlang der Darmschleimhaut befinden, könnte unser Immunsystem den Schutz des Körpers nicht gewährleisten.

Ernährung und Immunsystem stehen miteinander folglich in enger Wechselbeziehung. Eine gesunde Ernährung ist nicht nur Voraussetzung für die körperliche und geistige Leistungsfähigkeit, sondern auch für ein leistungsfähiges Immunsystem. Bei der täglichen Abwehrschlacht gehen Tausende Immunzellen zugrunde und müssen daher ständig neu gebildet werden. Nur ein ausgewogenes Angebot an Aminosäuren, Vitaminen und anderen Mikronährstoffen, ermöglicht es unserem Körper, das überlebenswichtige Abwehrteam fit zu halten und Verluste zu ersetzen. Da die einzelnen Komponenten des Immunsystems einer hohen Umsatzrate unterliegen, weisen sie sogar einen deutlich höheren Bedarf an immunkompetenten Nährstoffen (z. B. L-Glutamin) auf als die meisten anderen Körpersysteme.

Immunstärkende Aminosäuren helfen bei Erkältungen

Die wichtigste Maßnahme bei einer Erkältung ist Ruhe damit die körpereigenen Abwehrkräfte das Virus bekämpfen können. Bei Infektionen der Atemwege mit Rhinoviren hat sich unterstützend die Einnahme von immunstärkenden Aminosäuren und anderen Mikronährstoffen bewährt (◻ Tab. 4.1).

◻ **Tab. 4.1** Immunologische Bedeutung von Aminosäuren (Auswahl)

Mikronährstoff	Immunologische Funktion	Folgen eines Mangels auf die Immunkompetenz
L-Glutamin	Unentbehrliche Energiequelle für Zellen des Immunsystems (z. B. Makrophagen, Lymphozyten), Aufbau und Funktion des Darmmikrobioms und der Darmschleimhaut (wichtige Abwehrbarriere des Körpers), Barrierefunktion des darmgebundene Immunsystems, Regeneration von Darmschleimhautzellen, Baustein für die Bildung von L-Glutathion (Verteidigungsmolekül gegen Radikalstress und Entzündungen)	Allgemein erhöhte Infektanfälligkeit, Abnahme der Immunzellreifung (z. B. Makrophagen, Lymphozyten), Störung der Immunzellbildung (z. B. T-Zell-Synthese), Störungen der Darmfunktion (z. B. Leaky-Gut-Syndrom = Symptom des durchlässigen Darms) und Schleimhautentzündungen, Risiko für Eindringen von pathogenen Keimen (z. B. Viren, Bakterien, Allergene) über den Darm

Tab. 4.1 Immunologische Bedeutung von Aminosäuren (Auswahl, Fortsetzung)

Mikronährstoff	Immunologische Funktion	Folgen eines Mangels auf die Immunkompetenz
L-Arginin	Förderung der Immunzellbildung (z. B. Makrophagen, Lymphozyten), Steigerung der NK-Zellaktivität (→ Angriffsziele von NK-Zellen sind virusinfizierte Zellen und Krebszellen), Steigerung der Antikörperbildung, Volumenzunahme der Thymusdrüse (Thymusdrüse = Gehirn der körpereigenen Abwehr, Schule der T-Lymphozyten), Reifung von T-Lymphozyten im Thymus wird durch Bildung von Thymulin (Hormon aus dem Thymus) gefördert, Bildung des Signalmoleküls NO (→ antimikrobielle Wirkung)	Allgemein erhöhte Infektanfälligkeit, Abnahme der Immunzellreifung (z. B. Makrophagen, Lymphozyten), Störung der Antikörper- und Immunzellbildung (z. B. T-Zell-Synthese), gestörte Wundheilung, Funktionseinschränkung der Mukosa (→ erhöhtes Risiko für Eindringen von Keimen in den Körper)
L-Lysin	Ausgeprägte antivirale Wirkung (z. B. Herpes labialis), Steigerung der Antikörperbildung, Stärkung der Immunkompetenz	Erhöhte Infektanfälligkeit, Störung der Antikörperbildung, Abfall des Lysinspiegels im Blut < 165 µmol/l steigert die Infektion mit Herpes labialis
Taurin	Steigerung der NK-Zellaktivität (→ Angriffsziele von NK-Zellen sind virusinfizierte Zellen und Krebszellen), Membranschutz der Immunzellen vor oxidativen Schäden, fördert Schlagkraft der Immunzellen	Schwächung des Immunsystems, Abnahme der NK-Zellaktivität, erhöhtes Risiko für Schäden der Zellen und Organe durch oxidativen Radikalstress und Entzündungen

Tab. 4.1 Immunologische Bedeutung von Aminosäuren (Auswahl, Fortsetzung)

Mikronährstoff	Immunologische Funktion	Folgen eines Mangels auf die Immunkompetenz
L-Cystein	Stimulierung der Immunzellreifung (z. B. Lymphozyten), Aktivierungshemmung des Entzündungsfaktors NF-kappa-B: antientzündliche Wirkung, Förderung der Entgiftung von Umweltgiften in der Leber, Baustein für die Bildung von L-Glutathion (Verteidigungsmolekül gegen Radikalstress und Entzündungen), Synthese von L-Methionin	Schwächung des Immunsystems, Erhöhtes Risiko für Schäden der Zellen und Organe durch oxidativen Radikalstress und Entzündungen
L-Glycin	Schutz von Immunzellen, Synthese von Immunglobulinen (Antikörpern), Entgiftungsreaktionen in der Leber, Baustein für die Bildung von L-Glutathion (Verteidigungsmolekül gegen Radikalstress und Entzündungen)	Schwächung des Immunsystems, Störung der Antikörperbildung, erhöhtes Risiko für Schäden der Zellen und Organe durch oxidativen Radikalstress und Entzündungen

Aminosäuren wie L-Arginin, L-Glutamin und L-Lysin sowie Mikronährstoffe wie Vitamin A (Retinol), Vitamin D, Zink und Selen sind für ein schlagkräftiges Immunsystem unentbehrlich (Tab. 4.2). Bestimmte immunologische Signal- und Schutzfunktionen können nicht ohne diese Nährstoffe erfüllt werden. Wichtige Ziele sind dabei die Belastung mit entzündungsfördernden Botenstoffen zu verringern sowie die natürliche Abwehrbarriere (z. B. Darmschleimhaut) und entsprechende Abwehrleistung der Immunzellen zu unterstützen. So ist Vitamin C nicht nur eines der wichtigsten antioxidativen Schutzvitamine im Körper; dieses Vitamin hat auch eine extrem hohe Bedeutung für die Abwehrleistung unseres Immunsystems. Immunkompetente Zellen wie Lymphozyten sind in der Lage, Vitamin C anzureichern und darüber ihre Schlagkraft zu stärken. Eine gute Vitamin-C-Versorgung (>70 µmol/l) stärkt auf breiter Ebene die humorale und zelluläre Immunkompetenz.

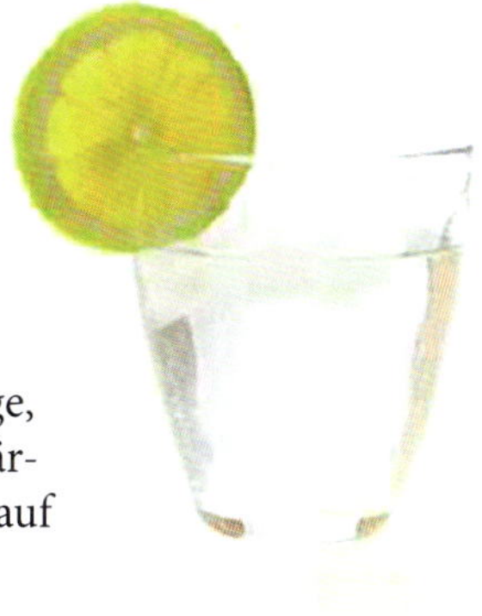

Das Spurenelement Zink ist Steuermann von über 3000 Enzymen in unserem Körper. Für ein schlagkräftiges Immunsystem ist Zink von zentraler Bedeutung. Zink steigert die zelluläre und humorale Immunfunktion. Im Thymus, in der sogenannten Schule des Immunsystems, machen Immunzellen (z. B. T-Lymphozyten) zinkabhängig unter dem Einfluss des Hormons Thymulin einen Reifungs- und Spezialisierungsprozess durch. Aktuelle klinische Studien und Meta-Analysen belegen die Wirksamkeit einer oralen Zinkeinnahme (z. B. Zink-Lutschtabletten) in der Vorbeugung und Therapie virusbedingter Erkältungskrankheiten. Danach kann Zink die Dauer und Schwere von Erkältungen bei Kindern und Erwachsenen deutlich verringern.

Tab. 4.2 Immunologische Bedeutung von Vitaminen und Mineralstoffen (Auswahl)

Mikronährstoff	Immunologische Funktion	Folgen eines Mangels auf die Immunkompetenz
Vitamin A (Retinol)	Lebenswichtiges Vitamin, das in seiner Hormonform Retinsäure (RA) für die intakte Abwehrbarriere der Schleimhäute (z. B. Lunge, Magen-Darm-Trakt, Harnwege) sorgt, stabilisiert die Blut-Hirn-Schranke, die Blut-Retina-Schranke und die Blut-Darm-Schranke, stärkt die Immunkompetenz auf breiter Ebene, unterstützt zelleigene Reparatursysteme zur Behebung von Schäden an der Erbsubstanz (DNA), entgiftet aggressive Radikale (Antioxidans). Für die intestinale Integrität epithelialer Barrieren und das darmassoziierte Immunsystem sind Vitamin A (Retinol) und seine Derivate analog zu $1,25(OH)_2D$ von elementarer Bedeutung. Retinsäure (RA) induziert dabei die Expression von Homing-Rezeptoren, die für die Einwanderung der im Blut zirkulierenden Lymphozyten durch die Wände der Blutgefäße in andere Gewebe wie dem Darm wichtig sind (→ Homing).	Schwächung der Abwehrbarriere der Schleimhäute (z. B. Darm), erhöhtes Risiko für Entzündungen und Infektionen, Beeinträchtigung der zellulären Immunkompetenz (z. B. T-Zellen), Dysbalance zwischen T_{reg} und Th-17-Zellen, Masernmortalität ↑, Diarrhö-bedingte Mortalität ↑. Erhöhtes Risiko für Atemwegsinfekte, für Krebs (z. B. Brust-, Dickdarmkrebs) sowie für Autoimmunerkrankungen.

Tab. 4.2 Immunologische Bedeutung von Vitaminen und Mineralstoffen (Auswahl, Fortsetzung)

Mikro-nährstoff	Immunologische Funktion	Folgen eines Mangels auf die Immunkompetenz
Vitamin D	Lebenswichtiges Vitamin, das in seiner Hormonform 1,25$(OH)_2$D für die intakte Funktion des zellulären Immunsystems sorgt, fördert die Bildung körpereigener Abwehrstoffe der Immunzellen (z. B. Defensine), Schleimhautschutz, unterstützt zelleigene Reparatursysteme.	Schwächung der allgemeinen Immunkompetenz, erhöhtes Risiko für Atemwegsinfekte, für Krebs (z. B. Brust-, Dickdarmkrebs) sowie Autoimmunerkrankungen, Dysbalance zwischen T_{reg} und Th-17-Zellen.
Vitamin C	Lebenswichtiges Vitamin für die intakte Immunkompetenz, steigert Aktivität und Schlagkraft der Abwehrzellen, stärkt die Immunkompetenz auf breiter Ebene, schützt unsere Erbsubstanz (DNA), fördert Entgiftung von krebsauslösenden Stoffen (z. B. Nitrosamine), Schutz der Immunzellen vor oxidativen Schäden durch freie Radikale. Bei Gesunden ist für ein schlagkräftiges Immunsystem ein Vitamin-C-Plasmaspiegel von > 70 µmol/l notwendig!	Verringerte Abwehrleistung der Immunzellen (z. B. T-Zellen), erhöhte Infektanfälligkeit, Wundheilungsstörungen, erhöhtes Risiko für Krebserkrankungen.
Zink	Lebenswichtiges Spurenelement, Bestandteil von über 3000 Enzymen (z. B. Proteinstoffwechsel), Produktion und Spezialisierung von Abwehrzellen im Thymus, Stärkung der Immunkompetenz auf breiter Ebene, Regulierung des Vitamin-A-Stoffwechsels (→ RBP), Schutz der Immunzellen vor oxidativen Schäden durch freie Radikale, Erhalt der intakten Abwehrbarriere der Schleimhäute.	Schwächung der Abwehrbarriere der Schleimhäute, erhöhte Darmpermeabilität, Infektanfälligkeit, Thymusatrophie, verringerte Aktivität und Abwehrleistung der Immunzellen (z. B. T-Zellen), Störungen der Wundheilung, Muskelabbau.

Tab. 4.2 Immunologische Bedeutung von Vitaminen und Mineralstoffen (Auswahl, Fortsetzung)

Mikro-nährstoff	Immunologische Funktion	Folgen eines Mangels auf die Immunkompetenz
Selen	Lebenswichtiges Spurenelement, Bestandteil von Enzymen (z. B. Selenoprotein P, Deiodase), Schutz der Immunzellen vor oxidativen Schäden durch freie Radikale, antientzündliche Wirkung, Stärkung der Immunkompentenz.	Reduktion der Anzahl und Abwehrkraft der Immunzellen, reduzierte Fähigkeit, Krebszellen zu zerstören, erhöhtes Risiko für Entzündungen und Infektionen, Beeinträchtigung der zellulären Immunkompetenz (z. B. T-Zellen).

Studie zur Wirksamkeit einer Aminosäurenkombination bei chronischen Infekten

Die Ergebnisse einer aktuell veröffentlichten Studie belegen, dass die Einnahme einer Nährstoffmischung aus immunstärkenden Aminosäuren, Vitaminen und Mineralstoffen in der Vorbeugung und Behandlung von chronischen Infekten des Hals-Nasen-Rachenraums wirksam ist. Diese Studie wurde unter strengen wissenschaftlichen Kriterien randomisiert und Placebo kontrolliert durchgeführt. Die insgesamt 119 Studienteilnehmer setzten sich zusammen aus 79 Frauen und 40 Männern im Alter von 18–70 Jahren, die von häufigen Erkältungskrankheiten bzw. einem chronischen Infekt des Hals-Nasen-Rachenraums betroffen waren.

Für die Dauer von 3 Monaten erhielten die Studienteilnehmer täglich entweder eine Kombination aus Aminosäuren, Vitaminen, Mineralstoffen und Spurenelementen (56 Teilnehmer) oder ein Placebopräparat (63 Teilnehmer). Das Kombinationspräparat enthielt unter anderem 3000 mg L-Glutamin, 2000 mg L-Arginin, 1000 mg L-Lysin, 1000 mg Taurin, 300 mg Vitamin C, 10 mg Zink und 100 µg Selen.

Im Studienzeitraum von 90 Tagen hatten die Studienteilnehmer aus der Gruppe mit der Aminosäuren + Nährstoff-Kombination 16,9 Tage einen chronischen Infekt des Hals-Nasen-Rachenraums, während die Studienteilnehmer aus der Placebo-Gruppe durchschnittlich 38,4 Tage von Erkältungssymptomen (z. B. Fieber, Halsschmerzen) betroffen waren (Abb. 4.2). Die Ergebnisse der Studie zeigen, dass eine Nährstoffmischung aus immunstärkenden Aminosäuren,

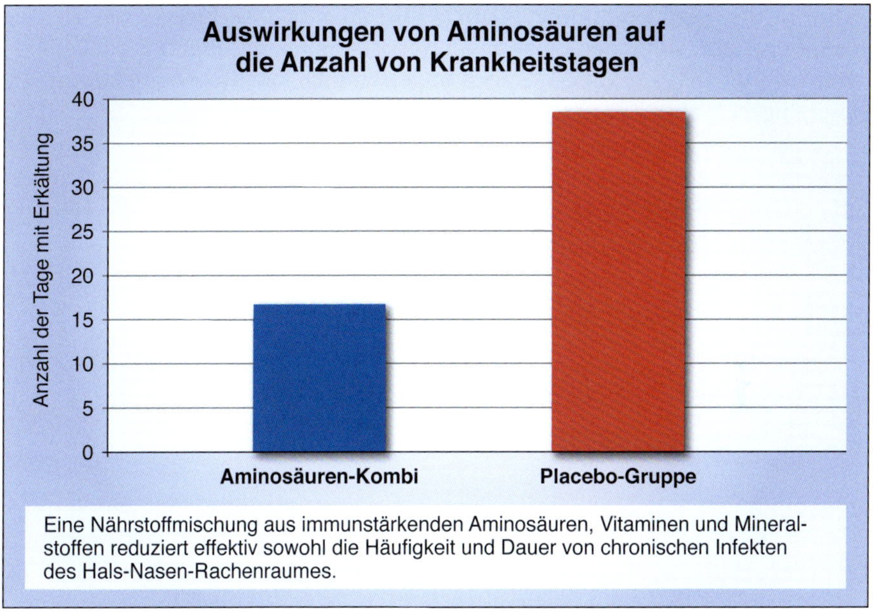

o Abb. 4.2 Ergebnisse der Studie mit einer Aminosäuren-Kombination im Vergleich zu Placebo

Vitaminen und Mineralstoffen sowohl die Häufigkeit als auch die Dauer von chronischen Infekten des Hals-Nasen-Rachenraums effektiv und deutlich reduziert.

4.2 Lippenherpes: Ein Fall für die Virenbremse L-Lysin

Herpes labialis, im Volksmund auch als Lippenherpes oder Fieberbläschen bezeichnet, zählt weltweit zu den häufigsten Infektionskrankheiten der Haut. Typische Symptome sind unangenehm juckende, schmerzende und nässende Bläschen im Bereich von Lippen bzw. im oder um den Mund.

Lippenherpes: Lästig und schmerzhaft

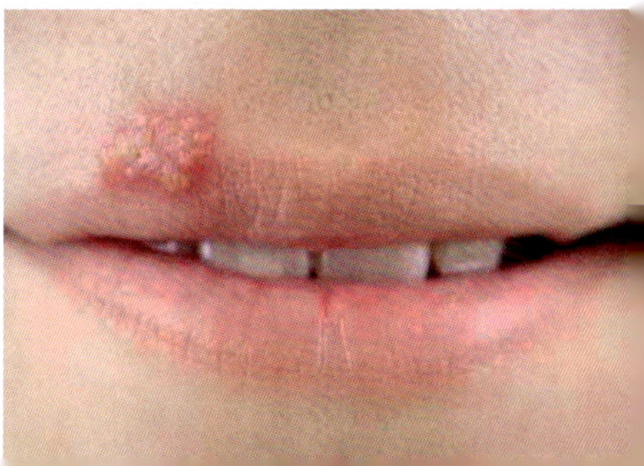

Herpes labialis wird durch das Herpes-simplex-Virus (HSV) ausgelöst, insbesondere durch die Herpes-simplex-Viren vom Typ 1 (HSV-1), seltener durch Herpes-simplex-Viren vom Typ 2

(HSV-2), die lange Zeit in der Medizin ausschließlich als Erreger des Herpes genitalis galten. Neben den typischen Manifestationen im Lippen- und Genitalbereich kann HSV-1 und HSV-2 auch ungewöhnlich lokalisierte Infektionen an Nase, Augen, Wange, Ohren, Fingern und Zehen auslösen.

Empfehlung

Lippenherpes ist nicht nur lästig und schmerzhaft, sondern auch eine kosmetisch und psychisch stark belastende Erkrankung. Neben der lokalen Therapie mit Virustatika (z. B. Aciclovir, Penciclovir) können immunaktive Mikronährstoffe wie Lysin, Zink und Vitamin C dazu beitragen, den Heilungsverlauf zu beschleunigen, die Krankheitssymptome zu lindern und dem Wiederauftreten von Herpes labialis vorzubeugen.

Das Herpesvirus: Besonders hartnäckig!

Das Herpesvirus zählt zu den ältesten und komplexesten Viren überhaupt. Es hat sich über Millionen von Jahren extrem angepasst – mit unangenehmen Folgen für die Infizierten. Eine Elimination des Herpesvirus ist bei einem einmal infizierten Menschen medikamentös nicht möglich.

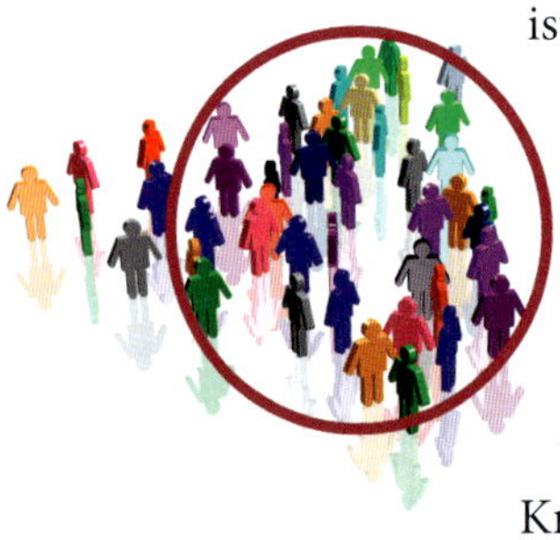

Weltweit ist die Durchseuchung mit Herpesviren sehr hoch. Etwa 90 % der Deutschen sind bereits mit HSV-1 infiziert und an die 20 % tragen das HSV-2 in sich. Bei bis zu 40 % der Infizierten kommt es als Folge einer Reaktivierung des Herpesvirus immer wieder zum erneuten Auftreten der Fieberbläschen, die sich durch Spannungsgefühl in der Lippe mit Kribbeln und Juckreiz bereits vor Ausbruch ankündigen.

Von der Erstinfektion zum Herpesrezidiv

Die Erstinfektion mit HSV-1 erfolgt meistens im Kindesalter in Form einer Tröpfchen- oder Schmierinfektion. Dabei dringt HSV-1 durch kleinste Haut- und Schleimhautschäden in den Körper ein. Vom Ort der Infektion wandert das Virus über die Nervenbahnen zu den Nervenknoten (z. B. Ganglion trigeminale), wo es sein genetisches Material in den Zellkern ablegt und dadurch für das körpereigene Abwehrsystem unangreifbar wird.

Faktoren, welche die Virusvermehrung und das Wiederauftreten begünstigen

- Stress, Schlafmangel, seelische Probleme, Angst
- hormonelle Schwankungen (z. B. Menstruation, Schwangerschaft)
- Immunschwäche
- fieberhafte Infekte
- starke Sonnenbestrahlung
- Klimawechsel
- Verletzungen
- Ekel

Ist ein Mensch einmal infiziert, verbleibt HSV-1 trotz der gebildeten Antikörper und ohne jegliche Beschwerden lebenslang im Ruhezustand in den Nervenzellen.

Ein geschwächtes Immunsystem durch Fieber, Schlafmangel oder Stress sowie andere Faktoren (z. B. Menstruation, Klimawechsel) können eine Reaktivierung der Herpesviren auslösen (Abb. 4.3), im Fachjargon spricht man von einem Herpesrezidiv. Dabei wandert das Virus wieder über die Nervenbahnen an die Hautoberfläche zurück und löst nach einer explosionsartigen Vermehrung die typischen Symptome wie Herpesbläschen an den Lippen aus. Die Lippen und der Übergangsbereich zwischen Haut und Lippenrot zählen zu den bevorzugten Stellen für ein solches Rezidiv. Ein Herpesrezidiv kann bis zu 6-mal jährlich auftreten – manche Menschen leiden sogar monatlich darunter!

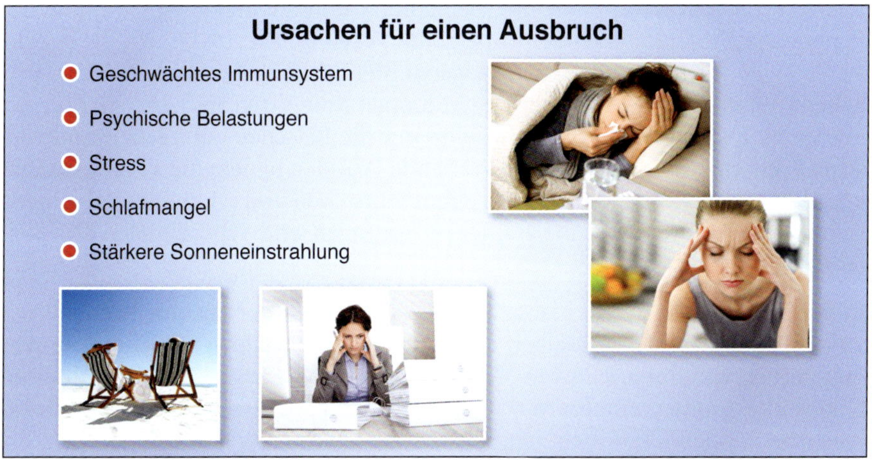

Abb. 4.3 Ursachen für einen Herpesausbruch/Herpesrezidiv

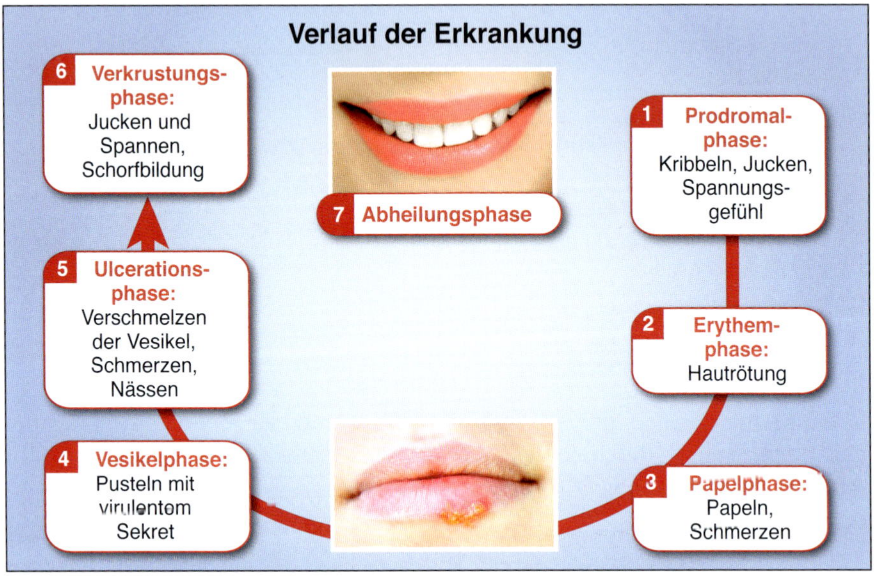

Abb. 4.4 Die sieben Phasen einer Herpesepisode

Der Krankheitsverlauf bei Lippenherpes

Eine Herpesepisode dauert unbehandelt etwa sieben bis zehn Tage und ist in ihrem Verlauf durch sieben Phasen gekennzeichnet, die sich in der Dauer und im Schweregrad unterscheiden können und zwar: die **Prodomalphase,** sie ist mit Brennen, Kribbeln und Spannungsgefühl bei noch intakter Haut gekennzeichnet; die **Erythemphase,** mit Hautrötung und auch Hautentzündung; die **Papelphase,** mit schmerzenden Papeln; die **Vesikelphase,** in der sich die Papeln zu flüssigkeitsgefüllten Bläschen (sogenannten Vesikeln) aufblasen – die enthaltene Flüssigkeit (Sekret) enthält Millionen von Viren und ist bei Kontakt hochinfektiös; die **Ulcerationsphase,** in der die Bläschen aufbrechen und verschmelzen und sich schmerzhafte, nässende Wunden bilden; die **Verkrustungsphase,** in der juckende Krusten und Schorf entstehen und schließlich die **Abheilungsphase,** während der die restlichen Rötungen und Schwellungen abheilen (Abb. 4.4).

In der Therapie des Herpes labialis haben sich neben der lokalen Therapie mit virustatikahaltigen Herpessalben (z. B. Aciclovir, Penciclovir) auch die Supplementierung von immunaktiven Mikronährstoffen wie Lysin, Zink und Vitamin C bewährt: Studien zufolge verkürzen diese Mikronährstoffe die Krankheitsdauer bei Lippenherpes deutlich, lindern die Beschwerden und verbessern die Lebensqualität der Betroffenen.

Lysin: Die Virenbremse unter den Aminosäuren

Ein schlagkräftiges und stabiles Immunsystem ist für die Bekämpfung viraler Infekte von zentraler Bedeutung. Aminosäuren, Vitamine und andere Mikronährstoffe, die darauf ausgerichtet sind, das körpereigene Immunsystem zu stärken, können einerseits die virale Infektabwehr steigern. Andererseits sind sie eine wesentliche Voraussetzung, die Häufigkeit und Schwere wiederkehrender Herpesinfektionen zu verringern bzw. teilweise ganz zu vermeiden. In der Komplementärmedizin wird der Aminosäure Lysin als Gegenspieler von Arginin seit langem eine antivirale Wirkung zugesprochen, vor allem bei Herpes labialis.

L-Lysin: Aufgaben und Funktionen

Die Aminosäure Lysin ist eine essenzielle Aminosäure, die der Körper vor allem als Baustein für seinen Proteinaufbau benötigt. 1889 wurde Lysin zum ersten Mal aus Casein, einem Milcheiweiß isoliert.

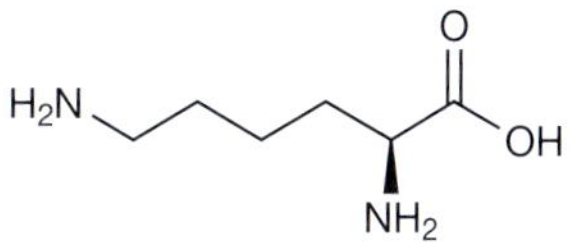

Ein Mangel an Lysin führt zu Wachstumsstörungen und zu einer reduzierten Immunabwehr. Tierische Lebensmittel wie Rindfleisch (1800 mg L-Lysin/100 g) und Milchprodukte sind reich an Lysin. Pflanzliche Produkte sind mit Ausnahme von Weizenkeimen und Sojabohnen dagegen eher arm an Lysin. Neben dem Aufbau der Muskulatur ist Lysin essenziell für die Entwicklung und Gesundheit des Kollagens, der Knochen, des Elastins und der Haut. Zusammen mit Vitamin C fördert Lysin die Wundheilung. Über die Synthese von Carnitin hat Lysin zudem Einfluss auf den zellulären Energiestoffwechsel und die Fettsäureverwertung in den Mitochondrien.

Ernährung: lysinreich, aber argininarm!

Die Ernährungsgewohnheiten können das Wachstum des Virus und damit den Ausbruch der Infektion deutlich beeinflussen. Eine vollwertige mikronährstoffreiche Ernährung mit reichlich frischem Obst und Gemüse, Vollkornprodukten, Kartoffeln, Hülsenfrüchten, mageren Milchprodukten sowie Seefisch unterstützt die körpereigene Abwehr. Ältere Studien geben Hinweise darauf, dass eine argininarme und gleichzeitig lysinreiche Ernährung die Anzahl und den Schweregrad der Herpesrezidive verringern kann. Dabei scheint Lysin die Aufnahme von Arginin über den Magen-Darm-Trakt und als natürlicher Gegenspieler argininabhängige Stoffwechsel- und Wachstumsprozesse des Virus zu verringern. Man nimmt an, dass Lysin die Synthese argininreicher Proteine, die das Virus für seine Vermehrung benötigt, hemmt. Die Aufnahme großer Mengen an

Tab. 4.3 L-Lysin : L-Arginin-Verhältnis in ausgewählten Nahrungsmitteln

Gut	Schlecht
Hähnchen 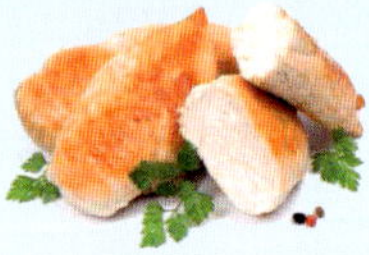	Schokolade (~ 1 : 2) 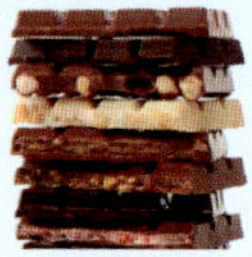
Seefisch: Heilbutt, Thunfisch 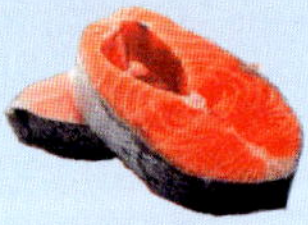	Nüsse: Erd-, Hasel-, Walnüsse, Mandeln 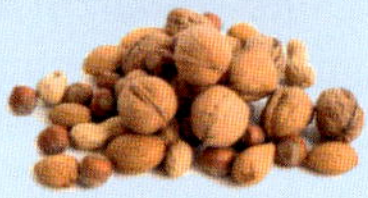
Eier 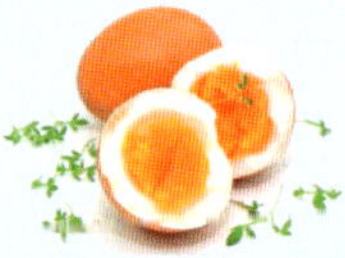	Rosinen 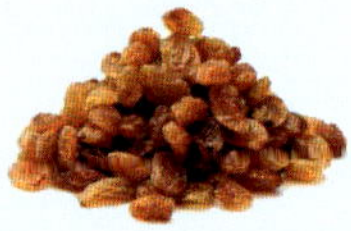
Käse 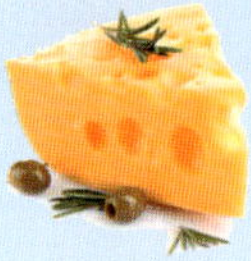	Kürbiskerne, Pinienkerne 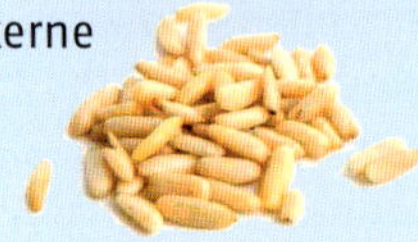
Milch 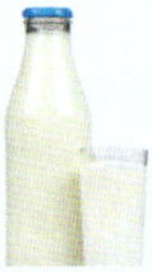	

Lysin über die Nahrung in Verbindung mit einer argininarmen Ernährung soll demnach die Virusvermehrung unterdrücken. Allerdings wird in neueren Studien auch eine antivirale Wirkung von Arginin bei Herpes simplex Viren diskutiert. In diesem Punkt ist die Datenlage noch nicht eindeutig geklärt.

Nahrungsmittel, die reich an den beiden Aminosäuren Lysin und Arginin sind, verdienen insofern besondere Beachtung. Es wird vermutet, dass das Herpesvirus für seine Vermehrung die Aminosäure Arginin benötigt. Argininreiche Nahrungsmittel, wie Schokolade oder Nüsse könnten somit das Wachstum des Herpesvirus fördern und sollten daher von den Betroffenen gemieden werden. Allein in 100 Gramm Erdnüssen, Haselnüssen oder Mandeln sind bis zu 3500 mg, 2000 mg bzw. 2700 mg Arginin enthalten. Das könnte auch eine Erklärung dafür sein, warum das Virus bei so manchem Herpes-Träger nach dem Verzehr von Nussschokolade wieder aufblüht.

Studien mit Lysin bei Lippenherpes

Für Betroffene, deren Erkrankung oft mit einem hohen Leidensdruck und einer Einschränkung der Lebensqualität verbunden ist, kann die Einnahme von Lysin eine effektive und hilfreiche Alternative bei der Behandlung von Herpes simplex darstellen. Ein Abfall des Lysinspiegels im Blut unter 165 µmol/l beschleunigt das Wiederauftreten von Herpesrezidiven (Rückfällen). In verschiedenen Studien konnte durch die Supplementierung von Lysin (1000–3000 mg pro Tag) im Vergleich zu Placebo die Häufigkeit und Schwere von Herpes-simplex-Infektionen deutlich verringert werden.

In einer placebokontrollierten Doppelblindstudie erhielten Patienten mit Herpesinfektion 3-mal täglich für 6 Monate 1000 mg L-Lysin. Im Vergleich zu Placebo war eine signifikante Reduktion der Herpesepisoden, der Schwere der Hautsymptome sowie eine Verkürzung der Heilungsprozesse nachweisbar.

In einer Anwendungsbeobachtung mit 1543 Patienten über einen Zeitraum von 6 Monaten wurde die Supplementierung von L-Lysin (~ 1000 mg L-Lysin pro Tag) von 88 % der Teilnehmer als wirksames Therapeutikum bei Herpes labialis beschrieben.

In weiteren placebokontrollierten Studien konnte nachgewiesen werden, dass die Supplementierung von Lysin, vor allem in Kombination mit einer an argininarmen Diät, das Wiederauftreten von Herpes labialis verringert und die Schwere des Krankheitsverlaufs signifikant verkürzt. Die prophylaktische Gabe von L-Lysin (z. B. 3 × 500 mg/Tag) hat sich ebenfalls in der Vorbeugung von Herpesrezidiven als sinnvoll und effektiv erwiesen.

Weitere Mikronährstoffe

Zink wirkt immunstimulierend und antiviral. Es fördert wie Vitamin C die Bildung von Antikörpern und steigert die zellvermittelte Immunantwort. Zur Vorbeugung von Herpesrezidiven wird eine tägliche Einnahme von 15–20 mg Zink, bei auftretenden Herpesrezidiven 30–50 mg Zink pro Tag empfohlen. Auch die topische Anwendung freier Zinkionen in Form eines zinksulfathaltigen Gels vermindert die Infektiosität von Herpesviren. Die Zinkionen lagern sich an die Membran von Herpesviren und verhindern dadurch die Virusanlagerung an die Wirtszelle, sowie das Eindringen des Virus in die Zelle. Voraussetzung für eine gute Wirksamkeit ist allerdings eine frühzeitige Anwendung, d. h. schon bei Verspüren der ersten Anzeichen, wie Prickeln, Kribbeln oder Spannungsgefühl an der Lippe.

Bei Erkältungskrankheiten und viralen Infektionen fallen die Vitamin-C-Spiegel in den Leukozyten und Granulozyten aufgrund des erhöhten Vitamin-C-Bedarfs ab. Die unter normalen Bedingungen außerordentlich hohen Vitamin-C-Konzentrationen in diesen Zellsystemen unterstreichen daher die Bedeutung des Vitamin C für das körpereigene Abwehrsystem. Vitamin C steigert die humorale und zelluläre Immunantwort und wirkt durch Stimulation der Interferonsynthese antiviral. Im Rahmen einer Studie an Patienten mit Herpes labialis führte die kombinierte Gabe von 1800 mg Vitamin C plus 600 mg Bioflavonoide zu einer deutlichen Reduktion der Bläschenbildung, rascheren Trocknung und Schmerzlinderung. Zur Vorbeugung von Rezidiven werden 500–1000 mg Vitamin C pro Tag zusammen mit 100–300 mg Bioflavonoiden (z. B. als Ester C) empfohlen. In der Komplementärmedizin hat man darüber hinaus mit der parenteralen Anwendung von Vitamin-C-Infusionen (z. B. 15 g Vitamin C in 200 ml 0,9 % NaCl, langsam i. v.) und Lysin bei Patienten mit Herpes labialis und Herpes zoster (Gürtelrose) gute Erfahrungen gemacht.

4.3 Herz-Kreislauf-Erkrankungen

Arteriosklerose

Gefäßerkrankungen und ihre Folgen sind hierzulande seit langem die Todesursache Nummer 1. In Deutschland stirbt fast jeder Zweite an den Folgen von Herzinfarkt oder Schlaganfall. Die häufigste Herzkrankheit ist die Arteriosklerose, im Volksmund Arterienverkalkung genannt. Dabei handelt es sich um eine chronisch entzündliche Erkrankung der Arterien. Kennzeichen der Arteriosklerose sind Ablagerungen von Stoffwechselprodukten (z. B. Fett, Cholesterin) im arteriellen Gewebe, Entzündungen und Zellwucherungen, die mit einer Verdickung und Verhärtung (Sklerose) der gesamten Gefäßwand einhergehen (○ Abb. 4.5).

Risikofaktoren der Arteriosklerose

Die Schwere und Ausdehnung dieser Gefäßerkrankung ist abhängig von zahlreichen Risikofaktoren wie Rauchen, Fehlernährung, Bewegungsmangel, Bluthochdruck und Fettstoffwechselstörungen (siehe Kasten). Ursache sind Durchblutungsstörungen, die sich in jedem arteriellen Gefäß entwickeln und in viele Gefäßbereiche ausdehnen können. Die Arteriosklerose ist somit eine Systemerkrankung der Gefäße, die durch eine Durchblutungsstörung über Bluthochdruck bis zum Gefäßverschluss (z. B. Schlaganfall) führen kann.

Je härter und unelastischer die Gefäße sind, desto schlechter fließt das Blut und umso höher ist der Druck in den Gefäßen. Der hohe Blutdruck wiederum lässt Arterien leck schlagen und fördert damit seinerseits die Arteriosklerose erheblich. Im schlimmsten Fall kommt es zum totalen Verschluss einer bereits vereng-

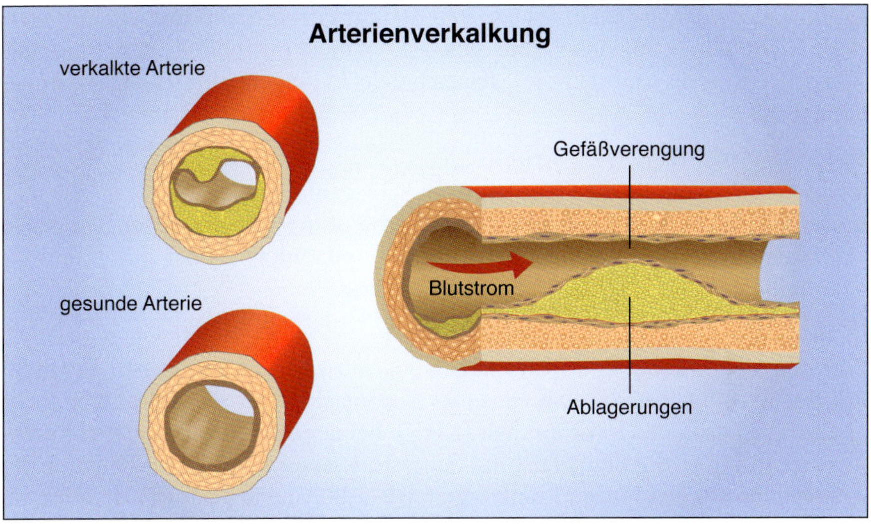

Abb. 4.5 Arterienverkalkung führt zur Gefäßverengung

ten Arterie (Embolie), meist durch Blutgerinnsel (Thrombosen). Das hat die Unterbrechung der Blut- und damit der lebenswichtigen Sauerstoffversorgung in dem von der Arterie versorgten Gewebe zur Folge. Besonders folgenschwer wirken sich der Verschluss eines Herzgefäßes (Herzinfarkt), einer Arterie im Gehirn (Schlaganfall) oder Verschlüsse der Becken- und Beinarterien aus.

Arteriosklerose-Risiken

- Rauchen
- Alkoholabusus
- Bewegungsmangel, Übergewicht
- Fehlernährung
- Bluthochdruck
- Diabetes mellitus
- Fettstoffwechselstörungen (z. B. LDL-Cholesterin ↑, Triglyceride ↑)
- erhöhte Homocysteinwerte (≥ 10 µmol/l)
- Mangel an herz- und gefäßschützenden Nährstoffen (z. B. Arginin, L-Citrullin, EPA/DHA, Magnesium, Vitamin C, Folsäure, Vitamin B_{12}, Vitamin D)

Die entzündlichen Gefäßveränderungen, die dem Herzinfarkt vorangehen, sind besonders heimtückisch, da sie über Jahre und Jahrzehnte unbemerkt bleiben und meistens erst in einem sehr späten Stadium der Erkrankung erkannt werden. Nicht selten entwickeln sie sich schon in der Kindheit, denn fast alle Menschen unseres Kulturkreises weisen bereits in jungen Jahren Gefäßveränderungen auf.

Besonders gefährlich ist die Arteriosklerose:

- der Gehirnarterien, die Folge kann ein Schlaganfall sein,
- der Gliedmaßen, die Folge können Durchblutungsstörungen der Beine sein (sogenannte periphere arterielle Verschlusskrankheit oder Schaufensterkrankheit),
- der Herzkranzgefäße, die Folge können Herzinfarkt und Angina pectoris sein.

Sind die Herzkranzgefäße (Koronargefäße) von arteriosklerotischen Veränderungen betroffen, spricht man von einer Koronarsklerose. Sie ist die Hauptursache für die koronare Herzkrankheit (KHK), bei der der Herzmuskel nicht mehr ausreichend über die Blutgefäße mit Sauerstoff versorgt wird. Die Therapie der arteriosklerotischen Folgeerkrankungen, wie z. B. Angina pectoris, Herzinfarkt, Schlaganfall und periphere arterielle Verschlusskrankheit verschlingt einen Großteil unseres Gesundheitsbudgets.

Arteriosklerose: ein Fall für L-Arginin/L-Citrullin

Ob Arterienverkalkung, Bluthochdruck, Diabetes mellitus oder Durchblutungsstörungen – kein anderer Nährstoff steht derzeit so im medizinischen Fokus der Gefäßforschung wie die vasoaktiven Aminosäuren L-Arginin und ihr natürlicher Verstärker L-Citrullin. Im Organismus kann diese semi-essenzielle Aminosäure L-Arginin zwar aus anderen Baustoffen zum Teil hergestellt werden, die gebildeten Mengen sind allerdings nicht ausreichend, um den Mehrbedarf an L-Arginin zu decken. Insbesondere nicht im Wachstum, während der Schwangerschaft, im Alter, bei Stress oder vegetarischer Ernährung. Auch bei Herz-Kreislauf-Erkrankungen wie Arterienverkalkung, Bluthochdruck, Durchblutungsstörungen oder Nierenerkrankungen sollte unbedingt auf eine ausreichende Versorgung mit diesen gefäßschützenden Aminosäuren geachtet werden (o Abb. 4.6).

Kombination von L-Arginin mit L-Citrullin

Bei Bluthochdruck oder erhöhten Cholesterinwerten kann der enzymatische Abbau von L-Arginin über das Enzym Arginase (Vorkommen: Zellen im Dünndarm und in der Leber) erhöht sein. Dem kann man entgegenwirken, indem man L-Arginin mit dem natürlichen Arginin-

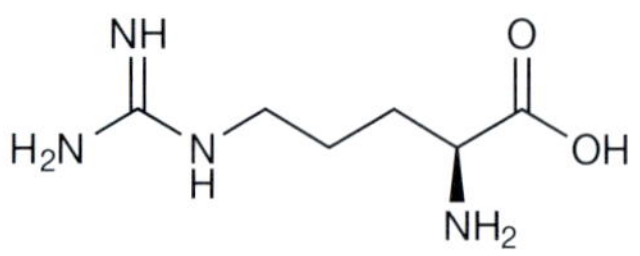

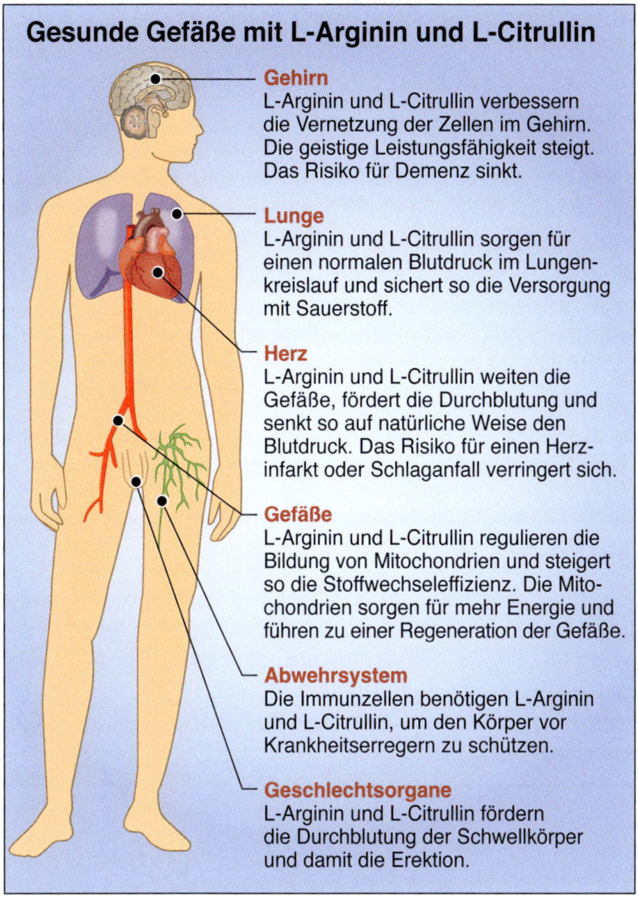

Abb. 4.6 Gesunde Gefäße mit L-Arginin und L-Citrullin

Verstärker L-Citrullin kombiniert. Die neutrale, nicht essenzielle und nicht proteinogene α-Aminosäure L-Citrullin, welche von Enzymen in den Mitochondrien gebildet wird, dient vor allem als Prodrug um L-Arginin zu recyclen (z. B. in den Nieren) und dadurch die gefäßschützenden Effekte des L-Arginins zu verbessern. Zudem kann L-Citrullin die Aktivität des L-Arginin-abbauenden Enzyms Arginase hemmen (L-Citrullin = Arginase-Inhibitor) sowie die Belastung mit oxidativem Zellstress verringern. Als Folge verlängert L-Citrullin die Verweildauer von L-Arginin im Blut und hält die L-Arginin-Blutspiegel auf einem stabilen Niveau. Deshalb ist die Kombination aus L-Arginin und L-Citrullin bei Gefäßerkrankungen wie Bluthochdruck, Arteriosklerose oder Angina pectoris (Herzenge) sinnvoll.

Für die Gesunderhaltung des Herz-Kreislauf-Systems ist eine gute Versorgung mit gefäßschützenden Mikronährstoffen unerlässlich. Einer der wichtigsten Nährstoffe für das kardiovaskuläre System ist L-Arginin und sein natürlicher Verstärker L-Citrullin, denn diese Aminosäuren sind die natürliche Vorstufe des lebensnotwendigen Signalmoleküls Stickstoffmonoxid (NO). Dieser gasförmige Botenstoff spielt in unserem Gefäßsystem eine entscheidende Rolle. Er verbessert die kardiale und die periphere Durchblutung, beugt der Entstehung von arteriosklerotischen Erkrankungen vor und trägt damit wesentlich zur Gesundheit von Herz und Kreislauf bei. Für die Erforschung und Entdeckung der gefäßschützenden Wirkungen von Stickstoffmonoxid im Herz-Kreislauf-System wurden 1998 die amerikanischen Forscher Robert F. Furchgott, Louis J. Ignarro und Ferid Murad mit dem Nobelpreis für Medizin ausgezeichnet. Weil NO im Körper aus L-Arginin und/oder L-Citrullin gebildet wird, können die Aminosäuren zur Senkung erhöhter Blutdruckwerte, bei Arteriosklerose, Angina pectoris (Herzenge) oder Hypertonie eingesetzt werden.

L-Arginin/L-Citrullin: Die Vorstufen für NO

L-Arginin und L-Citrullin sind die natürliche Vorstufen des lebensnotwendigen Signalmoleküls Stickstoffmonoxid (NO). Dieser gasförmige Botenstoff erweitert die Blutgefäße und verbessert auf diese Weise die kardiale und periphere Durchblutung. Deshalb werden L-Arginin und L-Citrullin erfolgreich zur Senkung erhöhter Blutdruckwerte, bei Arteriosklerose oder Angina pectoris (Herzenge) eingesetzt.

NO: Ein kleines Molekül mit großer Wirkung

Die Erforschung und Entdeckung der gefäßschützenden Wirkungen von NO im Herz-Kreislauf-System wurde 1998 mit dem Nobelpreis für Medizin gekrönt. Für das Gefäßsystem besitzt dieses Signalmolekül, das im Körper aus L-Arginin und/oder L-Citrullin gebildet wird, eine zentrale Bedeutung:

- NO reguliert den Blutdruck und die Blutfließeigenschaften,
- NO erweitert die Blutgefäße und erleichtert damit die Herzmuskelleistung,
- NO verhindert das Verklumpen von Blutplättchen.

NO beugt hierüber der Entstehung von arteriosklerotischen Erkrankungen vor und trägt somit wesentlich zu Gesundheit von Herz und Kreislauf bei!

Gefäßschützende Eigenschaften von L-Arginin/L-Citrullin im Überblick

Die natürlichen NO-Vorläufer L-Arginin und L-Citrullin

- verbessern die Durchblutung und die Sauerstoffversorgung des Herzmuskels und der Gefäße,
- entlasten den Herzmuskel bei Herzinsuffizienz oder Angina pectoris,
- hemmen die Verkalkung der Blutgefäße und verhindern arteriosklerotische Gefäßverschlüsse,
- entspannen und weiten die Blutgefäße,
- senken die diastolischen und systolischen Blutdruckwerte bei Bluthochdruck,
- wirken der Verklumpung der Thrombozyten („Geldrollen-Bildung") entgegen.

L-Arginin/L-Citrullin in Lebensmitteln

Mit einer ausgewogenen mitteleuropäischen Ernährung sollten täglich etwa 3-6 g Arginin aufgenommen werden. Natürliche Quellen für Arginin sind vor allem Hülsenfrüchte und Nüsse (z. B. Pinienkerne: 4,4 g/100 g, Erdnüsse: 3,2 g/100 g, dicke Bohnen: 2,4 g/100 g, Kürbiskerne: 3,5 g/100 g), roher Fisch (z. B. Thunfisch: 1,3 g/100 g) und rohes Fleisch (z. B. Rindfleisch: 1,9 g/100 g). Danach müsste man für die Menge von 5 g Arginin täglich 380 g Thunfisch, 200 g dicke Bohnen oder 150 g Kürbiskerne verzehren.

Die Wassermelone (Citrullus vulgaris) zählt neben dem Kürbis und der Gurke mit etwa 1,1 g pro 100 g zu den reichhaltigsten Nahrungsquellen für L-Citrullin. Bei Gefäßerkrankungen ist es sinnvoll, mindestens jeweils 2-6 g L-Arginin und 2-6 g L-Citrullin am Tag zuzuführen. Um die regelmäßige Zufuhr dabei in der Praxis zu erleichtern, haben sich Nahrungsergänzungsmittel in Form von Granulaten, Kapseln oder Tabletten mit L-Arginin und L-Citrullin bewährt. Auch Nährstoffkombinationen zur diätetischen Behandlung von arteriosklerotisch bedingten Gefäßschädigungen mit L-Arginin, L-Citrullin, L-Lysin, Taurin, Vitamin C, Folsäure und anderen B-Vitaminen sind empfehlenswert.

Risikofaktor: Mangel an L-Arginin

Ein gesunder Mensch, der sich ausgewogen ernährt, nicht raucht, regelmäßig Sport treibt (z. B. 3-mal pro Woche) und normale ADMA-Spiegel (0,3–0,5 µmol/l) aufweist, ist in der Regel für ein gesundes Gefäßsystem ausreichend mit Arginin versorgt. Lebensstilfaktoren, die den Bedarf an Arginin steigern sind: Rauchen, Fehlernährung, Stress, Schwangerschaft und Wachstum. Krankheiten

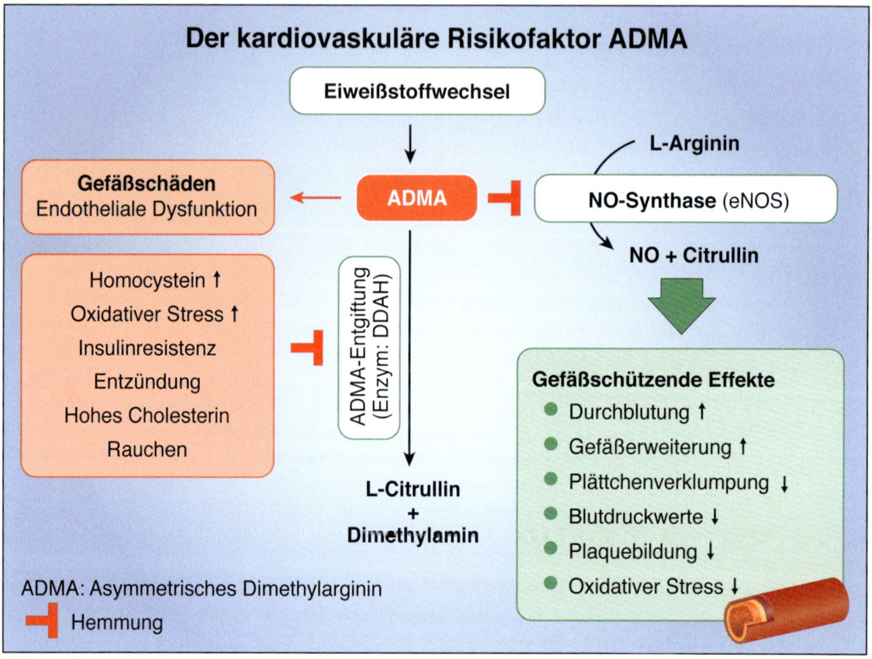

Abb. 4.7 Risikofaktor ADMA

mit einem deutlich erhöhten Argininbedarf sind z. B. Arterienverkalkung, Nierenfunktionsstörungen, Bluthochdruck und Durchblutungsstörungen. Bei diesen Erkrankungen kann auch eine gesteigerte Aktivität des Arginin-abbauenden Enzyms Arginase eine Rolle spielen.

Zu den Symptomen einer Unterversorgung mit Arginin zählen u. a. ein erhöhter Ammoniakgehalt im Blut, Wundheilungs- und Durchblutungsstörungen sowie eine erhöhte Infektanfälligkeit und vielfältige kardiovaskuläre Störungen (z. B. Arterienverkalkung, Blutdruckanstieg).

Risikofaktor: ADMA

ADMA ist in der Medizin die gebräuchliche Abkürzung für den kardiovaskulären Risikofaktor **a**symmetrisches **Dim**ethyl**a**rginin. Diese toxische Substanz blockiert die gefäßschützenden Effekte von Arginin, indem es das Enzym NO-Synthase (eNOS), welches Arginin in NO umwandelt, konzentrationsabhängig hemmt. Erhöhte ADMA-Spiegel können deshalb einen relativen Mangel an Arginin auslösen, der die Schutzwirkung von NO auf die Blutgefäße reduziert (Abb. 4.7). Dabei gilt: Je höher die ADMA-Spiegel umso unergiebiger läuft die

NO-Synthese aus Arginin ab. Dies kann u.a. zur Arterienverkalkung, Verklumpung der Thrombozyten und zum Blutdruckanstieg führen. ADMA ist daher ein unabhängiger Risikofaktor für kardiovaskuläre Erkrankungen.

Eine aktuelle Studie zeigt, dass ein Anstieg der ADMA-Spiegel um 0,15 µmol/l bereits das Risiko für kardiovaskuläre Ereignisse (z. B. Herzinfarkt) signifikant um 30 % steigert. Der normale ADMA-Spiegel sollte bei 0,3–0,5 µmol/l im Blutplasma liegen. Krankheiten, bei denen häufig erhöhte ADMA-Spiegel beobachtet werden sind Arteriosklerose, Bluthochdruck, Diabetes mellitus, Durchblutungsstörungen, Schaufensterkrankheit, Herzinsuffizienz, erektile Dysfunktion, Hypercholesterinämie, Präeklampsie und Nierenerkrankungen.

Wichtig

Normalerweise wird ADMA durch das Entgiftungsenzym Dimethylarginin-Dimethylaminohydrolase (DDAH) im Körper abgebaut, sodass die ADMA-Konzentrationen im Blut niedrig gehalten werden. Erhöhte Homocysteinwerte und oxidativer Stress können das ADMA-Entgiftungsenzym hemmen. Deshalb sollte bei der Einnahme von L-Arginin neben der Gabe von L-Citrullin zur besseren gefäßschützenden Wirkung auf eine ausreichende Zufuhr von homocysteinabbauenden B-Vitaminen (Folsäure, Vitamin B_6, Vitamin B_{12}) und antioxidativen Mikronährstoffen wie Vitamin C, Vitamin E oder Taurin geachtet werden.

Laboruntersuchung: ADMA

Bei den folgenden Erkrankungen ist eine Kontrolle der ADMA-Spiegel beim Arzt empfehlenswert:

- Bluthochdruck, Diabetes mellitus,
- Herzinsuffizienz, Schaufensterkrankheit,
- koronare Herzkrankheit (KHK), Nierenerkrankungen,
- Fettstoffwechselstörungen, Demenz, erektile Dysfunktion, Präeklampsie.

Wichtig

Da ADMA die lebensnotwendige Synthese von NO aus L-Arginin konzentrationsabhängig hemmt, muss der Argininblutspiegel durch die gezielte Supplementierung von L-Arginin und/oder L-Citrullin angehoben werden, um das Ungleichgewicht zwischen ADMA und L-Arginin wieder auszugleichen. Insbesondere Personen mit einem erhöhten ADMA-Spiegel im Blut (> 0,5 µmol/l) profitieren daher von der Supplementierung eines Kombinationspräparats aus L-Arginin, L-Citrullin, B-Vitaminen und Antioxidanzien. Die Einnahme von L-Arginin/ L-Citrullin bringt sozusagen die gestörte NO-Synthese wieder in Gang.

Bluthochdruck

Bluthochdruck ist eine sehr ernst zu nehmende lebensverkürzende Erkrankung. Über 35 Millionen Menschen sind in Deutschland durch Bluthochdruck gefährdet. In unserem Land stirbt nahezu jeder Zweite an Herz-Kreislauf-Erkrankungen, deren häufigste Ursache ein zu hoher Blutdruck ist. Dabei steigt das Sterblichkeitsrisiko mit zunehmenden Blutdruckwerten erheblich an. Ein Anstieg des Blutdrucks um 20 mmHg systolisch und 10 mmHg diastolisch verdoppelt die Herz-Kreislauf-Sterblichkeit.

Besonders heimtückisch: Bluthochdruck verursacht jahrelang keine Beschwerden und wird daher häufig zu spät diagnostiziert. Der Bluthochdruck hat aber bereits Spuren hinterlassen und die Gefäße krankhaft geschädigt. Dabei sind vor allem Organe, die besonders reich an Gefäßen sind, wie das Herz, die Nieren, die Augen und das Gehirn gefährdet (o Abb. 4.8).

Bluthochdruck nach WHO

Von Bluthochdruck oder Hypertonie spricht man, wenn die Blutdruckwerte meistens bei ≥ 140 mmHg systolisch und ≥ 90 mmHg diastolisch liegen. Nach Angaben der Weltgesundheitsorganisation gilt ein Blutdruckwert von < 140 mmHg systolisch (oberer Wert) und < 90 mmHg diastolisch (unterer Wert) als normal. Für Hochrisikopatienten mit Begleiterkrankungen wie Diabetes mellitus oder Nierenerkrankungen werden noch schärfere Zielwerte von < 130 bzw. < 80 mmHg diskutiert.

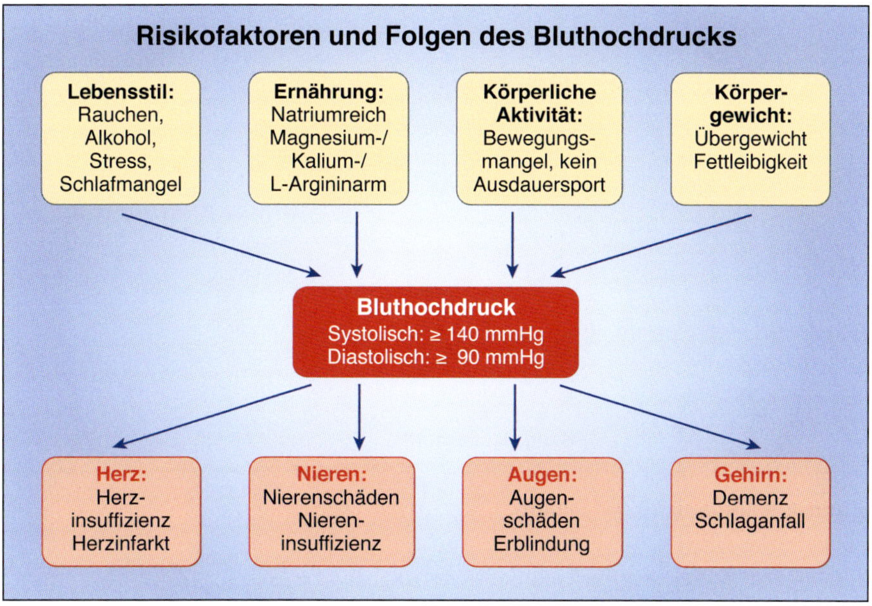

Abb. 4.8 Risiko Bluthochdruck

Bluthochdruck und NO-Mangel

Bluthochdruck kann viele Ursachen haben. Eine unzureichende Versorgung mit Arginin sowie eine verringerte Verfügbarkeit von NO in der Tapete unserer Gefäße, dem sogenannten Endothel, spielen bei der Entstehung des Bluthochdrucks eine wichtige Rolle. Wie bereits besprochen, sind L-Arginin und L-Citrullin die natürlichen Vorläufer des gasförmigen Botenstoffs Stickstoffmonoxid (NO).

Wichtig

Bei der Einnahme von NO-freisetzenden Medikamenten, wie Nitroglycerin und Sildenafil kann es mit Arginin durch die vermehrte Freisetzung von NO zu unerwünschten Wechselwirkungen kommen (→ Kopfschmerzen, Schwindel, zu starker Blutdruckabfall). Eine Rücksprache mit dem Arzt ist in jedem Fall empfehlenswert.

In den Endothelzellen wird NO aus Arginin mithilfe des Enzyms NO-Synthase unter Abspaltung von Citrullin gebildet. NO wandert danach in die glatte Gefäß-

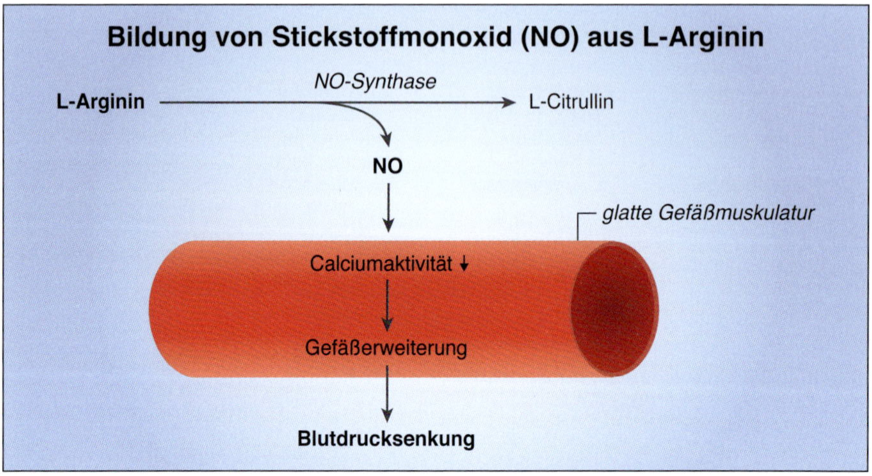

Abb. 4.9 Bildung NO aus Arginin

muskulatur und löst eine Gefäßerweiterung aus (Abb. 4.9). NO übernimmt daher eine wichtige Rolle im Herz-Kreislauf-System, vor allem bei der Regulation der Gefäßspannung und des Blutdrucks. Stickstoffmonoxid (NO) gehört zu den potentesten gefäßerweiternden Substanzen. Es hemmt zusätzlich die Verklumpung der Thrombozyten, die Anlagerung von weißen Blutzellen an die Gefäßwand sowie das Wachstum glatter Muskelzellen in den Gefäßwänden. Da NO den Prozessen der Gefäßverkalkung entgegenwirkt, wird es auch als „antiatherogen wirkende Substanz“ bezeichnet. Eine Reihe von kardiovaskulären Erkrankungen wie Bluthochdruck, Hypercholesterinämie oder Herzinsuffizienz sind mit einem Mangel an NO und einer gestörten Funktion des Endothels verbunden (Endothel = „Tapete“ der Gefäße).

Da bei Bluthochdruck der enzymatische Abbau von L-Arginin über das Enzym Arginase (Vorkommen: Zellen im Dünndarm und in der Leber) erhöht sein kann ist es sinnvoll, L-Arginin mit L-Citrullin zu kombinieren. L-Citrullin kann zum einen die Aktivität des L-Arginin-abbauenden Enzyms Arginase hemmen (L-Citrullin = Arginase-Inhibitor) sowie die Belastung mit oxidativem Zellstress verringern. Darüber hinaus kann L-Citrullin die Biosynthese von L-Arginin (z. B. Nieren: Arginiosuccinat-Lyase) steigern und dadurch die Verweildauer des L-Arginins im Blut sowie die L-Arginin-Blutspiegel auf einem stabilen Niveau halten. Die Kombination aus L-Arginin mit L-Citrullin ist daher bei Gefäßerkrankungen wie Bluthochdruck sinnvoll.

L-Arginin und L-Citrullin können aktuellen Studien zufolge den systolischen und diastolischen Blutdruck um bis zu 7,5 bzw. 3,7 mmHg senken Abb. 4.10.

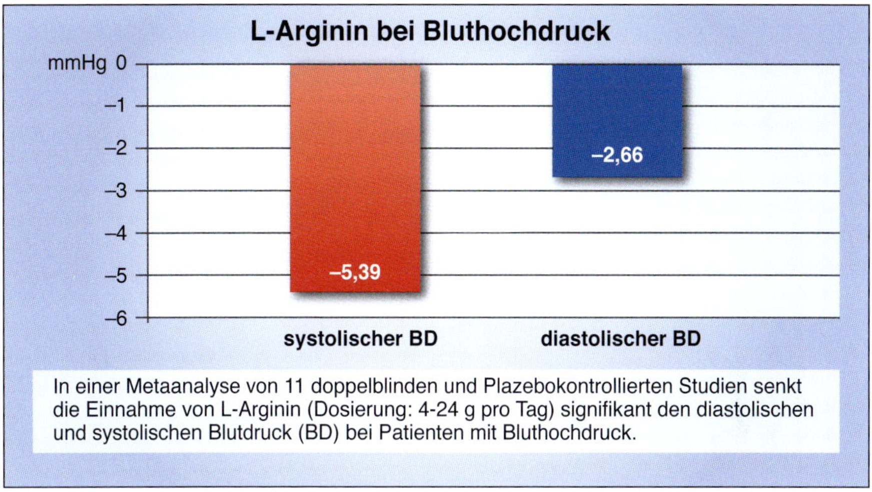

Abb. 4.10 L-Arginin bei Bluthochdruck

Zur blutdrucksenkenden Wirkung ist eine regelmäßige Supplementierung von täglich mindestens 3-mal 2-4 g L-Arginin plus 3-mal 2-4 g L-Citrullin notwendig. Da der Abbau von ADMA auch durch erhöhte Homocysteinwerte und oxidativen Stress gestört werden kann, sollte neben L-Arginin und L-Citrullin an eine gute Versorgung mit Folsäure, Vitamin B_{12}, Magnesium, Vitamin D, EPA/DHA aber auch Antioxidanzien wie Vitamin C und Vitamin E gedacht werden Abb. 4.11.

Taurin

Taurin ist eine nicht essenzielle Aminosäure, die im ganzen Körper vorkommt, insbesondere im Blut, dem ZNS (z .B. Gehirn, Augen), dem Herzen und der Skelettmuskulatur liegt es hoch konzentriert vor. Aufgrund seiner ausgeprägten antioxidativen, antientzündlichen und endothelprotektiven Eigenschaften ist Taurin bei kardiovaskulären Erkrankungen (z. B. Bluthochdruck) und Diabetes mellitus empfehlenswert. Zu den antiatherogenen und blutdrucksenkenden Eigenschaften von Taurin zählen u. a. die Vermeidung einer intrazellulären Kalzium-Überladung, die Verbesserung der NO-Verfügbarkeit sowie sein Antagonismus zu Angiotensin II. Angiotensin II hat eine starke gefäßverengende Wirkung, was zu einem Anstieg der Blutdruckwerte führt. In Studien senkt die Gabe von 2 bis 6 g Taurin pro Tag den systolischen Blutdruck um bis zu -5 mmHg sowie den diastolischen Blutdruck um bis zu -4 mmHg.

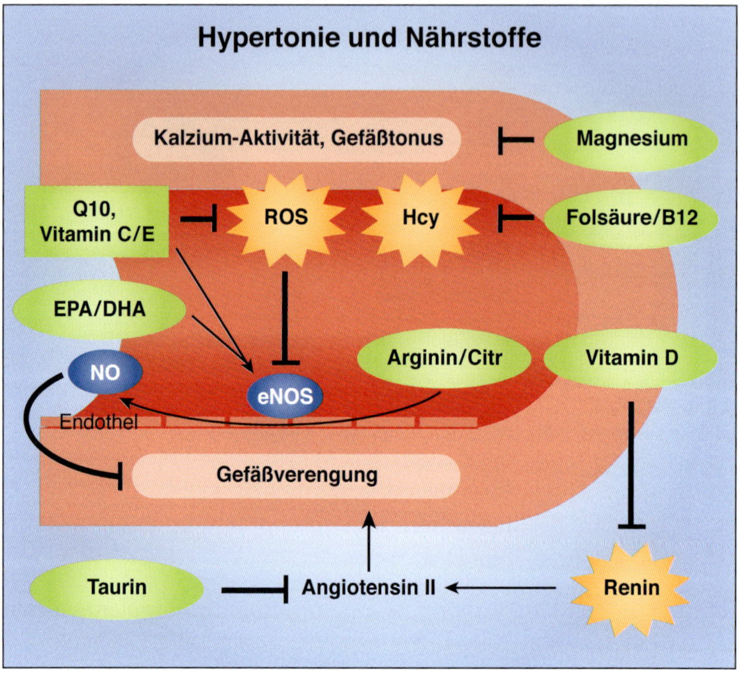

Abb. 4.11 Hypertonie und Nährstoffe

Omega-3-Fettsäuren (EPA/DHA)

In einer Meta-Analyse führt die Supplementierung von Omega-3-Fettsäuren (z. B. 3000 mg EPA/DHA pro Tag) im Vergleich zu Plazebo zu einer signifikanten Senkung des systolischen Blutdrucks von –4,51 mmHg und zu einer signifikanten Senkung des diastolischen Blutdrucks von –3,05 mmHg. In einer weiteren Meta-Analyse mit über 500.000 Teilnehmern reduzierte eine gute Versorgung mit Ω-3-Fettsäuren (HS-Omega-3-Index > 8 %) deutlich das Risiko für einen Schlaganfall. Allgemein wird Studien zufolge das Herzinfarktrisiko durch Ω-3-Fettsäuren (z. B. ≥ 3000 mg EPA/DHA pro Tag) halbiert.

Seit Jahrzehnten schreiben Statine eine beeindruckende Erfolgsgeschichte in der Herz-Kreislauf-Therapie. Doch ihr Einsatz kann bislang nicht verhindern, dass ein Restrisiko für kardiovaskuläre Ereignisse wie einen Herzinfarkt oder Schlaganfall bestehen bleibt. Dabei ist der trotz einer optimalen Statin-Therapie noch viel zu hohe Triglyceridspiegel bei Hochrisikopatienten ein maßgeblicher Faktor. In diesem Punkt können vor allem Omega-3-Fettsäuren die lipidmodulierende Effizienz der Cholesterinsenker erweitern, wie nun erneut eine aktuelle

Studie belegt. Wissenschaftler von der Harvard Medical School in Boston zeigten im New England Journal of Medicine, dass eine hochdosierte Gabe der langkettigen Omega-3-Fettsäure Eicosanopentaensäure (z. B. 2 x 2 g EPA/d) nicht nur den Spiegel an Blutfetten (z. B. Triglyceride) von Hochrisikopatienten signifikant senkt, sondern auch die Wahrscheinlichkeit für Herzinfarkt, Schlaganfall und einen Tod durch kardiovaskuläre Ereignisse um bis zu 25 % reduziert. Diese äußerst vielversprechenden Ergebnisse wurden im Rahmen der „Reduction of Cardiovascular Events with Icosapent Ethyl-Intervention“ (REDUCE-IT)-Studie erzielt.

Magnesium

Magnesium ist der Manager des mitochondrialen Energiestoffwechsels und als Schrittmacher von über 600 Enzymen an etwa 80 Prozent aller bekannten Stoffwechselprozesse beteiligt. Die Energieproduktion in Form von ATP (Adenosintriphosphat) in unseren Zellkraftwerken, den Mitochondrien, kommt erst durch Magnesium auf Hochtouren. Aufgrund seiner ausgeprägten gefäßprotektiven und blutdruckregulierenden Wirkung ist Magnesium bei erhöhtem Blutdruck von besonderem therapeutischem Stellenwert. In einer aktuellen Metaanalyse an 135 Hypertonikern mit einem systolischen Ausgangswert von > 155 mmHg und entsprechender Bluthochdruckmedikation reduzierte die zusätzliche Gabe von 4-10 mg Magnesium pro kg KG pro Tag signifikant den diastolischen Blutdruck um –10,9 mmHg ($p < 0{,}0001$) und den systolischen Blutdruck um –18,7 mmHg ($p < 0{,}0001$). Die blutdrucksenkende Wirkung von Magnesium wird durch Taurin unterstützt. In der Prävention und Therapie von Gefäßerkrankungen wie Bluthochdruck oder Diabetes mellitus haben sich vor allem Magnesiumorotat oder Magnesiumtaurat bewährt.

Vitamin D

In Meta-Analysen führt die Supplementierung von Vitamin D im Vergleich zu Plazebo zu einer nicht-signifikanten Senkung des systolischen Blutdrucks von –3,6 mmHg und zu einer signifikanten Senkung des diastolischen Blutdrucks von –3,1 mmHg. In einer aktuellen Studie an Patienten mit Bluthochdruck führte die Supplementierung von Vitamin D (50.000 I. E. Vitamin D/Woche) im Vergleich zu einer Kontrollgruppe zu einer signifikanten Reduktion der blutdruckerhöhenden Hormone Renin und Angiotensin II im Blut. Auch die Gefäßgesundheit in Form der flussvermittelten Vasodilatation (FMD) wurde durch Vitamin D bei den Patienten signifikant verbessert. Patienten mit Bluthochdruck oder Diabetes mellitus sollten auf einen endothelprotektiven 25(OH)D-Status achten von 50-60 ng/ml.

4.4 Diabetes mellitus, Typ-2 und Typ-1

Weltweit hat sich die Prävalenz des Typ-2-Diabetes von 1980 bis 2014 nahezu verdoppelt. Deutschland liegt nach aktuellem Diabetes-Atlas der International Diabetes Federation (IDF) aus dem Jahr 2017 mit einer Anzahl von insgesamt 7,5 Millionen Betroffenen mit Diabetes mellitus an zweiter Stelle in Europa. Davon sind über 95 % an einem Typ-2-Diabetes erkrankt, der vor allem im höheren Lebensalter auftritt und mit Übergewicht und mangelnder Bewegung assoziiert ist. Nur etwa 5 % der Diabetiker leiden an einem absoluten Insulinmangel, dem so genannten Typ-1-Diabetes.

Das metabolische Syndrom, bei dem eine gestörte Insulinwirkung, Übergewicht, Bluthochdruck und erhöhte Blutfette gemeinsam auftreten, ist die Vorstufe des Typ-2-Diabetes. Auch wenn dieses Wohlstands-Syndrom teilweise in unseren Genen verankert ist, so ist der Typ-2-Diabetes kein unabwendbares Schicksal. Ob und in welchem Ausmaß sich ein Typ-2-Diabetes entwickelt, liegt oft in unserer Hand und hängt maßgeblich von unserem Lebensstil ab – vor allem von der körperlichen Aktivität und der Ernährung.

Oxidativer Stress als treibender Faktor für diabetische Spätschäden

Eine Schlüsselrolle bei der Schädigung von Nieren, Nerven und Blutgefäßen spielt oxidativer Stress. Dieser ist eine Folge des erhöhten Blutzuckerspiegels, der in den Blutgefäßen die Bildung von zellschädigenden Sauerstoffradikalen schürt. Zusätzlich kann Zucker körpereigene Eiweiße verkleben. Dabei entstehen gefährliche Verzuckerungsprodukte, die sogenannten AGEs. Advanced Glycation Endproducts (AGEs) beeinträchtigen die Durchblutung und lösen Entzündungen an Gefäßen und Nerven aus. Deshalb sind AGEs maßgeblich für die Entwicklung der diabetischen Begleit- und Folgeerkrankungen (z. B. Erblindung, Fußamputation) verantwortlich.

Aminosäuren und andere Nährstoffe bei Diabetes mellitus

Im Vergleich zu Stoffwechselgesunden haben Diabetiker einen deutlich erhöhten Bedarf an Vitaminen und Mineralstoffen, der in der Regel durch die Ernährung nicht mehr abgedeckt werden kann. Drei wesentliche Faktoren sind dafür verantwortlich:

1. der gestörte Zucker- und Fettstoffwechsel,
2. die Störung der Nierenfunktion und
3. die Medikation (z. B. Metformin, Omeprazol, Diuretika).

Die gezielte Supplementierung von Aminosäuren wie L-Arginin, L-Citrullin und Taurin sowie Vitamine und Mineralstoffe kann die Wirksamkeit der Medikation unterstützen, den Stoffwechsel verbessern und auch das Risiko für diabetische Folgeschäden verringern.

L-Arginin/L-Citrullin

Da L-Arginin auch die Freisetzung von Insulin aus der Bauspeicheldrüse steuert und zur Regulation des Blutzuckerspiegels beiträgt, ist die gefäßschützende Aminosäure bei diabetischer Stoffwechsellage besonders wichtig. L-Arginin steigert u. a. die Glucosetoleranz und Sensibilität der Zellen gegenüber Insulin. L-Arginin und L-Citrullin verbessern die Verfügbarkeit an Stickstoffmonoxid und wirken der endothelialen Dysfunktion bei Diabetes mellitus entgegen. Bei Diabetes mellitus ist es begleitend sinnvoll, mindestens jeweils 2-6 g L-Arginin und 2-6 g L-Citrullin am Tag zuzuführen.

Taurin

Aufgrund seiner ausgeprägten antioxidativen, antientzündlichen und endothelprotektiven Eigenschaften ist Taurin vor allem bei Diabetes mellitus empfehlenswert. Zu den antiatherogenen und blutdrucksenkenden Eigenschaften von Taurin zählen u. a. die Vermeidung einer intrazellulären Kalzium-Überladung, die Verbesserung der NO-Verfügbarkeit sowie sein Antagonismus zu Angiotensin II. Bei Diabetes mellitus ist eine begleitende Supplementierung von 2 bis 6 g Taurin pro Tag empfehlenswert.

Magnesium, Zink, Chrom

Eine mangelhafte Versorgung mit Magnesium ist eine wesentliche Ursache für die Insulinresistenz und die schlechtere Zuckerverwertung an vielen Stellen des Stoffwechsels. Nach den Ergebnissen zahlreicher Studien muss ein Magnesiummangel als Risikofaktor bei der Entstehung des metabolischen Syndroms und des Typ-2-Diabetes angesehen werden. Die Supplementierung von Magnesium bei Diabetes mellitus optimiert die Stoffwechsellage, wirkt anti-atherosklerotisch und verbessert die Gefäßfunktion. Empfohlen wird die Supplementierung von täglich 4-10 mg Magnesium pro kg Körpergewicht (z. B. Mg-citrat, -taurat) über den Tagesverlauf verteilt.

Chrom und Zink verbessern das Ansprechen der Körperzellen auf Insulin und die Glucoseverwertung in den Zellen. Auch die Belastung des Diabetikers mit zellschädigenden Sauerstoffradikalen und damit den oxidativen Stress wird durch Chrom und Zink reduziert.

Vitamin D

Die natürliche Bildung und Verwertung des Insulins ist maßgeblich von Vitamin D abhängig. Ein Mangel an Vitamin D macht unsere Körperzellen nicht nur unempfindlicher gegenüber Insulin (Insulinresistenz). Auch das Risiko für diabetische Folgeerkrankungen (z. B. Augenschäden), für erhöhte Blutfette (z. B. Triglyceride) und Übergewicht wird deutlich gesteigert. In einer aktuellen Studie der Universität Piemont an 141 Typ-1-Diabetikern im Alter von 13,3 ± 4,3 Jahre, führte die Supplementierung von 1.000 I. E. Vitamin D täglich über 18 Monate zu einer signifikanten Verbesserung der metabolischen Kontrolle und Insulinsensitivität sowie zu einer signifikanten Reduktion des HbA1c-Wertes und Insulinbedarfs. Kinder mit Typ-1-Diabetes haben häufig eine unzureichende Versorgung mit Vitamin D (25(OH)D < 30 ng/ml) was einem negativem Einfluss auf die metabolische Kontrolle und Glucoseverwertung hat. Typ-1 und Typ-2 Diabetiker sollen auf einen endothelprotektiven Vitamin-D-Status achten von 50-60 ng/ml.

In einer aktuellen randomisierten, doppelblinden und plazebokontrollierten Studie von Lemieux et al., European Journal of Endocrinology, 2019 erhielten 96 Personen mit Prä-Diabetes 5.000 I. E. Vitamin D_3 täglich oder ein Plazebo über einen Zeitraum von 6 Monaten. Bei Studienbeginn lag der 25(OH)D-Status im Durchschnitt bei 51,1 nmol/l (20,4 ng/ml). Nach 6 Monaten stieg der 25(OH) D-Spiegel in der Verum-Gruppe von 51,8 nmol/l auf 127,6 nmol/l im Vergleich zur Plazebo-Gruppe signifikant an ($p < 0,001$). Gegenüber Plazebo war nach 6 Monaten ein signifikant günstiger Effekt der Vitamin-D-Supplementierung nachweisbar in Bezug auf die Betazellfunktion und Insulinsensitivität ($p = 0.009$).

In einer weiteren multizentrischen, randomisierten und plazebokontrollierten Studie aus dem New England Journal of Medicine wollten Pittas et al. die Frage klären, ob sich das Erkrankungsrisiko von Menschen mit hohem Diabetesrisiko durch die Supplementierung von Vitamin D reduzieren lässt. Dazu erhielten insgesamt 2.422 Patienten, die mindestens 2 von 3 diagnostischen Kriterien für Prädiabetes (Nüchternglukose 100–125 mg/dl, 2-Stunden-Glukose nach OGT 140–199 mg/dl, HbA1c 5,7–6,4 %) erfüllten, über einen Zeitraum von 24 Monaten entweder täglich 4.000 I. E. Vitamin D_3 oder ein Plazebo. In einer Post-hoc-Analyse von 103 Patienten mit einem mit einem 25(OH)D-Ausgangwert < 12 ng/ml betrug die Hazard Ratio (HR) in der mit Vitamin-D-Gruppe 0,38 (0,18; 0,80).

Fazit:

Dem Vitamin-D-Mangel sollte in der ärztlichen und pharmazeutischen Praxis größere Aufmerksamkeit als bisher geschenkt werden. Die Vitamin-D-Versorgung kann in jeder Hausarztpraxis durch die einfache labordiagnostische Erfassung des 25(OH)D-Status im Serum objektiviert werden. Der Diabetiker scheint im Hinblick auf seinen Stoffwechsel und sein erhöhtes Mortalitätsrisiko im besonderen Maße von der Supplementierung des Sonnenhormons zu profitieren. Bei Patienten mit Insulinresistenz sollte bereits im frühen Stadium der 25(OH) D-Status objektiviert werden und bei Mangel entsprechend durch Supplementierung (z. B. 50 I. E. Vitamin D pro kg Körpergewicht pro Tag) kompensiert werden (Referenz: 40–60 ng/ml)!

B-Vitamine: Vitamin B_{12}, Folsäure und Vitamin B_6

Eine unzureichende alimentäre Versorgung mit Folsäure oder Vitamin B_{12} kann den Homocysteinspiegel im Blut gefährlich ansteigen lassen. Homocystein (im Plasma ≥ 10 µmol/l) ist ein Risikofaktor für diabetische Folgeschäden, Schlaganfall, Hirnatrophie, Demenz und Osteoporose. Über 30 % aller Diabetiker haben durch einen Mangel an Folsäure und/oder Vitamin B_{12} erhöhte Homocysteinblutspiegel. In der aktuellen VITACOG-Studie senkte die tägliche Einnahme von 500 µg Vitamin B_{12} zusammen mit Folsäure und Vitamin B_6 bei älteren Personen nicht nur den Homocysteinspiegel, auch das Fortschreiten einer Hirnatrophie, als Zeichen für die Entwicklung einer Demenz, wurde durch die Nervenvitamine erheblich verlangsamt bzw. gebremst.

Antioxidanzien: Vitamin C, Coenzym Q_{10}

Oxidativer Stress steigert beim Diabetiker den Bedarf an Antioxidanzien, insbesondere an Vitamin C, Vitamin E und Coenzym Q_{10}. Im Vergleich zu Gesunden haben Diabetiker bis zu 30 % niedrigere Vitamin-C-Spiegel im Blut. Eine mangelhafte Versorgung mit Vitamin C fördert die Entwicklung diabetischer Folgeschäden an den kleinen und großen Gefäßen.

In den Energiekraftwerken unserer Zellen (Mitochondrien) spielt Coenzym Q_{10} eine zentrale Rolle bei der Umwandlung von Nahrungsenergie in Zellenergie. Organe mit einem hohen Energiestoffwechsel wie die Bauchspeicheldrüse, das Herz oder die Muskulatur sind vor allem auf eine gute Versorgung mit Q_{10} angewiesen. Q_{10} verringert als Antioxidans die Oxidation von Blutfetten und schützt die Blutgefäße vor aggressiven Sauerstoffradikalen und Entzündungsprozessen. Die blutdrucksenkende Wirkung von Q_{10} wird durch zahlreiche Studien belegt.

Insbesondere Diabetikern, die mit Cholesterinsenkern vom Statin-Typ (z. B. Atorvastatin) behandelt werden, wird eine begleitende Einnahme von Coenzym Q_{10} (z. B. 200 mg Ubiquinol/Tag) empfohlen.

Wenn Nerven Warnsignale senden

Unter den Antioxidanzien besitzt Alpha-Liponsäure das breiteste Wirkspektrum. Alpha-Liponsäure hemmt besonders effektiv die Eiweißverzuckerung, im Fachjargon AGE-Bildung genannt. Die Eiweißverzuckerung ist maßgeblich an der Entwicklung der diabetischen Begleit- und Folgeerkrankungen beteiligt. Die zelluläre Zuckerverwertung und die Wirkkraft des Insulins werden durch Alpha-Liponsäure verbessert. Dadurch verhindert Alpha-Liponsäure, dass der in den Nervenzellen und Gefäßen angereicherte Blutzucker seine schädigende Wirkung voll entfalten kann.

Die zellschützende Wirkung der Alpha-Liponsäure wird durch Benfotiamin, eine fettlösliche und hochwirksame Vorstufe von Vitamin B_1, komplettiert. Benfotiamin und Alpha-Liponsäure ergänzen sich in ihrer antientzündlichen, nervenschützenden und schmerzstillenden Wirkung. In zahlreichen Studien haben sich Benfotiamin (300–600 mg/Tag) und Alpha-Liponsäure (2 × 600 mg/Tag) vor allem in der Behandlung diabetischer Nervenstörungen (z. B. Polyneuropathie: brennende Füße, Ameisenlaufen, Taubheit) bewährt.

4.5 Metabolic Tuning: Aminosäuren und andere Nährstoffe im Leistungssport

Die Supplementierung von Aminosäuren und Mikronährstoffen im leistungsorientierten Breitensport als auch im Spitzensport ist weit verbreitet, und nicht selten verwenden Athleten mehrere Präparate gleichzeitig. So wurden im Rahmen des deutschen Forschungsprojektes GOAL die Einnahmegewohnheiten von 1138 Elite-Nachwuchsathleten untersucht. Dabei stellte sich heraus, dass über 90 % der deutschen Athleten mindestens einmal im Monat Aminosäuren und Mikronährstoffe einnehmen und über 25 % sogar täglich (z. B. L-Arginin, Magnesium, Vitamin D). Auch in Untersuchungen zum internationalen Spitzensport aus den Niederlanden, Kanada oder Australien ist seit Jahren bekannt, dass über 90 % der Athleten regelmäßig Supplemente mit Aminosäuren und Mikronährstoffen wie Magnesium, Eisen oder Vitamin D einnehmen.

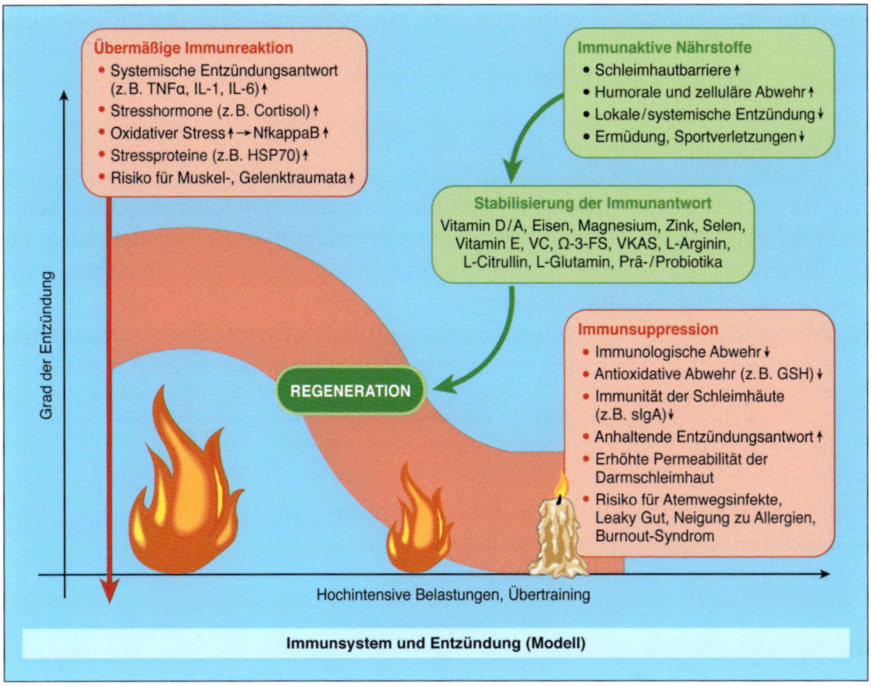

Abb. 4.12 Immunsystem und Entzündung (Modell)

Dabei geben Athleten als Rationale für die jeweilige Supplementierung die folgenden Gründe an:

1. Unterstützung der Regeneration (> 70 %);
2. Gesunderhaltung (> 50 %): - Stabilisierung des Immunsystems (z. B. Atemwegs-, Magen-Darminfekte), Prävention von Entzündungsprozessen;
3. Leistungssteigerung (> 40 %): - Optimierung der mentale/physischen Belastbarkeit;
4. Prävention von Krankheiten (> 30 %): - Sportverletzungen (z. B. Muskelschäden);
5. Kompensation von Ernährungslücken (> 20 %)(Abb. 4.12).

Daneben zählen natürlich auch erhöhte Trainingsintensitäten und -umfänge sowie verschärfte Dopingkontrollen (z. B. Trainingskontrollen) zu den Hauptgründen, warum Aminosäuren und andere Nährstoffe im Sport in immer stärkerem Umfang eingesetzt werden. Auch im leistungsorientierten Breitensport werden Aminosäuren und andere Nährstoffe immer häufiger eingenommen. Aus präventivmedizinischer Sicht ist dies durchaus zu begrüßen. Denn auch

Breitensportler zählen zu den Bevölkerungsgruppen, die ohnehin nicht immer eine optimale Versorgungslage mit Nährstoffen wie L-Arginin, Vitamin D, Magnesium, Eisen und Zink aufweisen.

Leistungssport und Nährstoffbedarf

Jede intensivere körperliche Aktivität führt nicht nur zu einem erhöhten Bedarf an Energie liefernden Makronährstoffen (z. B. Kohlenhydrate), sondern auch an den Katalysatoren unseres Stoffwechsels, den Mineralstoffen, Vitaminen und Aminosäuren. Diese Mikronährstoffe spielen bei zahlreichen katabolen (z. B. Glucoseoxidation zur ATP-Gewinnung) und anabolen Stoffwechselprozessen (z. B. Muskelaufbau, Speicherung von Muskelglykogen) eine zentrale Rolle.

Neben dem zellulären Energiestoffwechsel sind sie an

- der Regulierung des Flüssigkeitshaushaltes,
- dem Herz-Kreislauf-System,
- dem Muskelstoffwechsel (z. B. Muskelkoordination),
- dem Gelenk- und Bänderstoffwechsel sowie
- dem Nervenstoffwechsel beteiligt.

Aminosäureverluste mit dem Schweiß

Die Schweißproduktion bei hoher körperlicher Belastung ist mit einem erheblichen Verlust an Aminosäuren assoziiert. Dabei sind Glycin und Histidin die beiden Aminosäuren mit den höchsten Konzentrationen im Schweiß und Urin. Letztere können limitierende Faktoren beim Proteinumsatz, für die sportliche Leistungsfähigkeit sowie für Reparatur- und Regenerationsprozesse sein. Frauen haben im Vergleich zu Männern insgesamt eine höhere Aminosäurenausscheidung durch Schwitzen. Bei dreizehn Aminosäuren, vor allem bei Glycin, Serin, Alanin und Valin, sind die Schweißverluste bei Frauen signifikant höher als bei Männern. Höhere Ausscheidungsraten an Prolin, Hydroxyprolin, Glycin, Alanin, Serin und Asparaginsäure bestätigen den erhöhten Kollagenumsatz bei Frauen. Die Aminosäurenverluste durch Schwitzen sind so groß, dass sie signifikant zu einer negativen Stickstoffbilanz beitragen können. Bei Männern gehen durch einen Liter Schweiß etwa 78 % der gesamten Aminosäurenmenge im Plasma und bei Frauen etwa 116 % verloren. Die Schweißproduktion ist demnach nicht nur mit beträchtlichen Elektrolytverlusten, sondern auch mit einer erheblichen Aminosäurenausscheidung verbunden. Bemerkenswert ist, dass die Aminosäurenverluste bei Männern und Frauen mit der Diagnose chronisches Müdigkeitssymptom (CFS) besonders hoch sind.

Gerade bei sportlichen Aktivitäten verbraucht der Körper mehr Energie als normal. Körperliche Anstrengungen, Schweißverlust, Fehlernährung sowie eine erhöhte oxidative Belastung können daher schnell zu einem Mehrbedarf an Mikronährstoffen führen. Im Hinblick auf eine optimale Stoffwechselfunktion und körperliche Fitness sind Leistungssportler deshalb noch stärker als Nichtsportler auf eine gute Versorgung mit Aminosäuren und anderen Mikronährstoffen angewiesen.

Wichtig

Die Aufrechterhaltung und Funktion sämtlicher Stoffwechselprozesse in unserem Körper sowie der Aufbau und der Ersatz körpereigener Substanzen sind an eine gute Versorgung mit Aminosäuren, Vitaminen und anderen Mikronährstoffen gebunden. Ein guter Mikronährstoffstatus bildet daher nicht nur die Basis für die Vorbeugung von chronisch-degenerativen Erkrankungen, sondern vor allem auch für eine optimale physische und mentale Leistungsfähigkeit.

Aufgrund ihres erhöhten Energieumsatzes weisen vor allem Leistungssportler einen gesteigerten Bedarf an Mikronährstoffen auf, der jedoch in der Regel nicht ausreichend über die Ernährung abgedeckt wird. Wie eigene Untersuchungen an der Medizinischen Klinik I in Herne an Profifußballern aus der 1. Bundesliga zeigen, äußert sich eine unzureichende Versorgung mit Mikronährstoffen beim sportlich Aktiven in einer geringeren Leistungs- und Regenerationsfähigkeit sowie einer erhöhten Infektanfälligkeit. Eine unzureichende diätetische Zufuhr an Aminosäuren, Vitaminen und anderen Mikronährstoffen wird insbesondere bei Leistungssportlern beobachtet, die dauerhaft ihre Energiezufuhr einschränken, zum Beispiel im Turnen oder in Sportdisziplinen mit Gewichtsklassen. Aber auch in anderen leistungsorientierten Sportarten wie Schwimmen, Leichtathletik und im Fußball ist eine unzureichende Versorgung mit Aminosäuren und Mikronährstoffen häufig.

Folgen eines Mikronährstoffmangels im Leistungssport

Eine leichte Unterversorgung mit Aminosäuren, Vitaminen und Mineralstoffen kann sich beim sportlich Aktiven bereits durch eine Beeinträchtigung der psychischen und physischen Leistungsfähigkeit äußern. Dadurch wird vor allem die Leistungs- und Regenerationsfähigkeit beeinträchtigt sowie die Anfälligkeit für Infekte (z. B. grippale Infekte) erhöht.

Mikronährstoffdefizite und Folgen

- Leistungsabfall, verzögerte Regeneration, ausbleibende Trainingsfortschritte,
- geringe mentale Stärke, geringe Motivation, geringe Leistungsbereitschaft,
- schmerzhafte Muskelkrämpfe und -zerrungen,
- erhöhte Infektanfälligkeit (z. B. Atemwegsinfekte), erhöhtes Verletzungsrisiko,
- oxidativer Stress und Entzündungsprozesse (z. B. Gelenkentzündungen).

Bereits breitensportliche Belastungen mit einer Schweißproduktion von etwa einem Liter pro Stunde führen zu merklichen Verlusten an Mineralstoffen (z. B. Kalium, Magnesium, Zink). Nach intensivem Training oder nach Wettkämpfen kann es auch noch Tage später zu einer vermehrten Ausscheidung von Mikronährstoffen mit dem Urin kommen. Körperliche Anstrengungen, Schweißverluste und oxidativer Stress können daher schnell in einem Mikronährstoffengpass münden.

Mitochondrialer Energiestoffwechsel

In den Mitochondrien, den so genannten Energiekraftwerken unserer Zellen wird Nahrungsenergie (z. B. Kohlenhydrate) in Zellenergie, in Form von ATP umgewandelt. ATP ist die universelle Energiewährung der Zelle. Hierdurch wird vor allem die Energieversorgung der Herzmuskel, Skelettmuskel und Nervenzellen gewährleistet. Für die optimale Ausbeute und Verfügbarkeit an ATP sind neben Aminosäuren auch eine gute Versorgung mit Magnesium, Eisen und B-Vitaminen (z. B. Vitamin B_1) wichtig.

Auch die Fettverbrennung läuft in den Zellkraftwerken, den Mitochondrien ab. L-Carnitin besitzt eine Schlüsselrolle beim Transport und der Verbrennung von langkettigen Fettsäuren. Die Außenhaut der Mitochondrien ist allerdings fettundurchlässig. Damit die zu verbrennenden Fettsäuren hineingelangen können, braucht der Körper L-Carnitin. L-Carnitin nimmt die langkettige Fettsäure sozusagen Huckepack und schleust sie mit Hilfe von carnitinabhängigen Enzymen in den Brennofen zur energetischen Verwertung ein. Körperliche Aktivität steigert die Kapazität der Fettsäureverbrennung. Da der Körper für die mitochondriale Energieverwertung der Fettsäuren L-Carnitin benötigt, steigt in Abhängigkeit der sportlichen Belastung der L-Carnitinbedarf. Intensive körperliche Belastung, fleischarme Ernährung und/oder Eisenmangel können im Sport zu einer unzureichenden Verfügbarkeit an L-Carnitin führen. Ein L-Carnitinmangel äußert sich bei Leistungssportlern durch unspezifische Symptome wie rasche Erschöpfbarkeit, Leistungsabfall, Muskelschwäche, chronische Müdigkeit, Abnahme der Laktat-Clearance, Verlängerung der Regenerationszeit nach Belastungen und erhöhter Infektanfälligkeit.

Die mitochondriale Energieproduktion ist direkt mit der Bildung von aggressiven Sauerstoff- und Stickstoffradikalen gekoppelt. Je intensiver die sportliche Aktivität, desto stärker ist durch die sportbedingte Sauerstoffbelastung die Bildung freier Radikale. Die aggressiven Moleküle können Muskelzellen schädigen, Entzündungen auslösen, das Immunsystem schwächen und die Regeneration nach sportlicher Belastung verlangsamen. Besonders Fußballer, Handballer und Kraftsportler, die häufig in den anaeroben Bereich gehen müssen oder Ausdauerathleten, die Höhentraining betreiben, sollten ihren Schutz vor freien Radikalen mit den antioxidativ wirksamen Aminosäuren wie L-Cystein, L-Glutamin, Taurin sowie den Zellschutzfaktoren Vitamin C, Vitamin E, Coenzym Q_{10} und Zink stärken.

Aminosäuren im Leistungssport

Aminosäuren sind die biologischen Baustoffe für alle Struktur- und Funktionsproteine (z. B. Muskulatur). Da intensive sportliche Belastung mit einem Abbau dieser Proteine verbunden ist, ist die Zufuhr von Aminosäuren essenziell für deren Resynthese. Im Sport gilt: Je höher der Energieumsatz desto höher ist auch die Proteinkatabolie. Der vorwiegende Abbau von Muskulatur im Spitzensport und bei schweren Erkrankungen hat das Ziel, Aminosäuren zur Synthese von Abwehrproteinen bereitzustellen und die Gluconeogenese zu ermöglichen. Bei Leistungssportlern hat die langfristige unzureichende Versorgung mit Aminosäuren zahlreiche negative Konsequenzen wie erhöhte Infektanfälligkeit (z. B. Atemwegsinfekte), verzögerte Regeneration, ausbleibende Trainingsfortschritte, Leistungsabfall und erhöhtes Verletzungsrisiko.

Der Stoffwechsel der Muskelzelle wird durch Aminosäuren wie L-Leucin angekurbelt. Bei Langzeitbelastungen mit einem Kohlenhydratloch werden bis zu 10 % der körpereigenen Proteine energetisch verwertet, vor allem wenn die Glykogenspeicher zu Neige gehen. Dabei werden insbesondere die verzweigtkettigen Aminosäuren (VKAS) L-Leucin, L-Valin und L-Isoleucin sowie die bedingt essenzielle Aminosäure L-Glutamin zur Energieproduktion verbrannt. Eine Proteinaufnahme unter 1 g pro kg Körpergewicht ist bei Leistungssportlern (v. a. Ausdauersportarten) mit einer negativen Stickstoffbilanz verbunden. Für die reibungslose Verstoffwechselung der Aminosäuren braucht unser Körper eine Vielzahl anderer Mikronährstoffe wie B-Vitamine, Kalium, Magnesium, Eisen und Zink. Bei einem Mangel an diesen bioaktiven Mikronährstoffen können toxische Stoffwechselprodukte im Körper anfallen (z. B. bei Folsäuremangel: Homocystein).

Aminosäuren: Symptome einer unzureichenden Versorgung

- Allgemeine Symptome: Muskel- und Leistungsschwäche, Infektanfälligkeit, depressive Verstimmungen, geringe Stressresistenz, schlechte Regeneration, erhöhte Ammoniak-Belastung.
- Muskelabbau: Verlust immunkompetenter Muskelzellmasse.
- Immunschwäche: Infektanfälligkeit (z. B. Atemwegsinfektionen).
- Störungen der Darmschleimhaut: Der Darm ist das erste Kontaktsystem für die Abwehr von Fremdstoffen und gilt als erste Barriere gegen Bakterien, Viren und allergieauslösende Nahrungsbestandteile. Bei Proteinmangel können diese Fremdstoffe durch die Darmschleimhaut in den Körper eindringen und allergische sowie entzündliche Reaktionen bis zu schweren Infektionen (erhöhte Darmpermeabilität) auslösen.

Die Bedeutung der Aminosäuren und Proteine im Leistungssport wird 2017 in einem Standpunktpapier der Internationalen Gesellschaft für Sporternährung zusammengefasst. Zum Erhalt der Muskulatur wird Leistungssportlern eine tägliche Proteinzufuhr von insgesamt 1,4 bis 2,0 g Protein pro kg Körpergewicht empfohlen, die bei Kraftsportarten sich durchaus zwischen 2,3 bis 3,1 g Protein pro kg KG bewegen kann. Dabei sind vor allem neben einer proteinreichen Ernährung für die Pre- und Post-Workout-Zufuhr qualitativ hochwertige Proteine wie Molkenproteinisolate geeignet. Die entsprechende Tagesdosis eines Shakes sollte über den Tag verteilt alle 3-4 h zugeführt werden und bei kraftorientierten Sportarten eine Menge von bis zu 3.000 mg L-Leucin enthalten.

Aktuelle Studien belegen, dass eine Supplementierung von L-Leucin die Proteinsynthese sowie die anabolen Stoffwechselprozesse des Muskelgewebes bei Erwachsenen verbessert. Eine regelmäßige Einnahme von L-Leucin ist eine energetisch effiziente und praktische Möglichkeit zur Verbesserung der Muskelproteinsynthese.

L-Leucin, L-Valin und L-Isoleucin

Die verzweigtkettigen Aminosäuren (VKAS) L-Leucin, L-Valin und L-Isoleucin
- verbessern die Energiebereitstellung im Sport (v. a. Ausdauersportarten),
- verringern die Bildung von Milchsäure (Laktat),
- unterstützen den Muskelaufbau,
- wirken einem Abbau von Muskelmasse bei lang andauernden Belastungen entgegen (antikataboler Effekt) und
- unterstützen den Wachstumshormonstoffwechsel.

VKAS werden bei langandauernder Belastung in Glucose umgewandelt und stabilisieren auf diesem Weg den Energie- und Zuckerhaushalt des Athleten. Vor dem Training eingenommen, fördern VKAS die Ausdauerleistung und das Stehvermögen. Nach dem Training beschleunigen sie die Regeneration. Auch die Laktat-Clearance wird durch VKAS verbessert.

L-Arginin

Mit vier Stickstoffatomen pro Molekül ist L-Arginin die stickstoffreichste Aminosäure und daher für eine positive Stickstoffbilanz beim Athleten von besonderem Stellenwert. Als Vorstufen des gasförmigen Neurotransmitters Stickstoffmonoxid (NO) wirken L-Arginin und L-Citrullin gefäßprotektiv (→NO-Biosynthese), verbessern den Gefäßtonus, die Mikrozirkulation und Sauerstoffverwertung in den kleinen Gefäßen, sowie die kardiopulmonale Leistungsfähigkeit beim Leistungssportler. Neben seiner Funktion als elementarer Lebensbaustein für Proteine (z. B. Muskelmasse) ist L-Arginin an einer Vielzahl von Stoffwechselprozessen beteiligt, so z. B. bei der Entgiftung von Ammoniak im Harnstoffzyklus. Bei diesem in der Leber ablaufenden Stoffwechselzyklus wird der beim Abbau von Stickstoffverbindungen gebildete Ammoniak in Harnstoff entgiftet und über die Nieren ausgeschieden.

Auch die Bildung und Freisetzung von Hormonen wie Wachstumshormon und Insulin wird durch L-Arginin reguliert. Wachstumshormon fördert unter anderem den gesunden Muskel- und Knochenaufbau. L-Arginin steigert u. a. die Glucosetoleranz und Sensibilität der Zellen gegenüber Insulin. Nach Verletzungen und Operationen beschleunigt L-Arginin die Regeneration und Wundheilung. Durch die Stimulierung der Kollagensynthese unterstützt L-Arginin dabei die Erneuerung des Gewebes und fördert Wundheilungsprozesse. Zellen des Immunsystems, wie Leukozyten und natürliche Killerzellen, die bei der Abwehr von Bakterien und Viren eine wichtige Rolle spielen, werden durch L-Arginin erst richtig schlagkräftig. L-Arginin regt deren Produktion an und stärkt so die körpereigenen Abwehrkräfte.

L-Ornithin

Die nicht essenzielle Aminosäure L-Ornithin entsteht aus L-Arginin. Ihre wichtigste Funktion ist die Entgiftung von Ammoniak, einem leistungsmindernden Endprodukt des Proteinstoffwechsels. Im Kraftsport und Bodybuilding werden die beiden Aminosäuren L-Arginin und L-Ornithin in recht hohen Dosierungen aufgrund ihrer Wachstumshormon-freisetzenden Wirkung zur Unterstützung des Muskelaufbaus (anaboler Effekt) eingesetzt. Nach dem Training werden L-Arginin und L-Ornithin von Sportlern genutzt, um den Insulinausstoß zu erhöhen und dadurch die Glykogenspeicherung in der Muskulatur zu verbessern. Die proteinogene Aminosäure L-Lysin soll dabei die Wirkungen von L-Arginin und L-Ornithin verstärken.

L-Asparaginsäure

Die nicht essenzielle Aminosäure L-Asparaginsäure ist auch an der zellulären Energieproduktion beteiligt, wenn Kohlenhydrate in Energie und Glucose in Glykogen umgewandelt werden. Asparagin verdankt seinen Namen dem Umstand, dass diese Aminosäure zuerst aus Spargel (lat.: Asparagus officinalis) isoliert wurde. L-Asparaginsäure unterstützt wie L-Arginin und L-Ornithin die Ammoniakentgiftung in der Leber. L-Asparaginsäure verbindet den Citratzyklus und den Harnstoffzyklus. Darüber hinaus ist L-Asparaginsäure ein Baustein für die Nukleinsäure Pyrimidin und für verschiedene Neurotransmitter im Gehirn.

Der L-Asparaginsäure wird eine leistungssteigernde Wirkung zugeschrieben, die auf verschiedenen Mechanismen beruhen soll. L-Asparaginsäure ist bei der Umwandlung von Ammoniak in Harnstoff beteiligt und könnte deshalb den Ammoniakspiegel senken. Erhöhte Ammoniakspiegel wirken beim Athleten leistungsmindernd, indem Neurotransmitterkonzentrationen im Gehirn sowie die Mitochondrienfunktion in der Muskulatur negativ beeinflusst werden. Darüber hinaus vermutet man, dass L-Asparaginsäure die Verbrennung von Fettsäuren unterstützt, so dass weniger Glykogen abgebaut wird. In mehreren kleinen Studien an Gesunden wurde untersucht, ob L-Asparaginsäure die körperliche Leistungsfähigkeit verbessert. Dabei konnte man in einigen Studien unter der Einnahme von L-Asparaginsäure zum Teil eine verbesserte Leistungsfähigkeit bei der Ergometrie beobachten.

L-Glutamin

L-Glutamin ist die am häufigsten vorkommende proteinogene Aminosäure im menschlichen Organismus. In der Extrazellulärflüssigkeit nimmt L-Glutamin etwa 25 %, im Skelettmuskel mehr als 60 % des jeweiligen Pools an freien Aminosäuren ein. Wird der geschätzte Glutamingehalt im Muskelprotein zugrunde gelegt und angenommen, dass 40 % des Körpergewichtes aus Muskelgewebe bestehen, so lässt sich ein Gesamt-Glutamingehalt des Körpers von etwa 240 g berechnen. Es verwundert daher nicht, dass auch im Leistungssport L-Glutamin zu den wichtigsten Aminosäuren im Hinblick auf den zellulären Energiestoffwechsel, ein schlagkräftiges Immunsystem, den Aufbau und Erhalt der Muskelmasse sowie für die Ammoniak-Entgiftung (Hauptsubstrat: renale Ammoniakgenese) zählt.

Alle sich schnell teilenden Zellen, besonders die Zellen des Immunsystems und der Darmschleimhaut (Enterozyten), sind zwingend auf eine ausreichende Versorgung mit L-Glutamin als Energie- (Kohlenstoff-, Stickstoff)-Quelle angewiesen. L-Glutamin erhöht die Integrität der Transmembranproteine (Tight junctions), reduziert die Darmpermeabilität und verbessert die Firmicutes/Bacteroidetes-Ratio. Als Vorstufe liefert L-Glutamin zudem Stickstoff für die Synthese von Purinen, Pyrimidinen, Nukleotiden und Aminozuckern. In der Regel werden vor der Verstoffwechselung Aminosäuren in den Geweben aufkonzentriert, wobei freies L-Glutamin mengenmäßig in vielen Geweben dominiert. L-Glutamin wirkt vor allem anabol. Die Supplementierung von L-Glutamin schützt zudem die hepatischen und intestinalen Speicher an L-Glutathion.

L-Glutamin schützt den Körper auf vielfältige Weise. Eine gute Versorgung des Leistungssportlers mit L-Glutamin

- stärkt sein Immunsystem und beugt Infektionen (z. B. Atemwegsinfektionen) vor,
- fördert die Regeneration nach dem Training,
- verzögert Ermüdungserscheinungen durch die Entgiftung von Ammoniak,
- unterstützt den Muskelaufbau,
- unterstützt die Freisetzung von Wachstumshormon,
- sorgt für einen ausgeglichenen Säure-Basen-Haushalt und
- verbessert die Glykogenspeicherung und stabilisiert den Blutzuckerspiegel.

Ein Glutaminmangel beeinträchtigt die Immunfunktion und führt zu Funktionsstörungen des Dünndarms. Wer als Leistungssportler gut mit L-Glutamin versorgt ist, sorgt für eine gute Regeneration nach sportlicher Belastung und beugt dem Auftreten von Infekten durch eine intakte Darmschleimhaut vor. L-Glutamin ist neben den VKAS ein sehr wichtiger Baustein für den Aufbau und den Erhalt der Muskelmasse. Der Blutzuckerspiegel wird durch Glutamin stabilisiert, das Lang- und Kurzzeitgedächtnis sowie die mentale Leistungsfähigkeit verbessert.

Ohne L-Glutamin „schwächelt" das Immunsystem und schrumpfen unsere Muskeln. Die Darmschleimhaut atrophiert und wird löchrig wie ein Schweizerkäse. Von allen Aminosäuren weist L-Glutamin die mit Abstand höchste Konzentration im Blut und in der Muskulatur auf. Bei körperlicher Belastung wird L-Glutamin vermehrt verbraucht und kann beim Athleten sogar zur Mangelware werden. Das kann zu einer Schwächung des Abwehrkraft beim Sportlern führen, da L-Glutamin ein unentbehrlicher Brennstoff für die Zellen unseres Immunsystems darstellt.

Vitamin D

Die Leistungsfähigkeit eines Sportlers korreliert direkt mit seinem 25(OH)D-Status. Die optimale Funktion sportassoziierter biologischer Prozesse wird dann erreicht, wenn der 25(OH)D-Status bei Athleten zwischen 48 und 52 ng/ml liegt. Dies ist besonders wichtig, da 1,25$(OH)_2$D einer Muskelatrophie entgegenwirkt. Darüber hinaus reduziert die Einnahme von Vitamin D bei Nicht-

Sportlern und Leistungssportlern das Risiko für Atemwegsinfektionen, wie die Ergebnisse aus mehreren Meta-Analysen belegen.

Praxistipp

Als Leistungssportler sollte man seinen 25(OH)D-Status beim Arzt labormedizinisch kontrollieren lassen und durch die tägliche Einnahme von etwa 50 I. E. Vitamin D pro kg Körpergewicht in Form eines Vitamin-D-haltigen Öls (z. B. 1000 I. E.: VD pro Tropfen), welches mit einer Hauptmahlzeit eingenommen wird; entsprechend kompensieren.

Magnesium

Magnesium ist essenzieller Cofaktor von über 600 enzymatischen Reaktionen des Intermediärstoffwechsels und ist an allen ATP-abhängigen Prozessen beteiligt Ob Sauerstoffverwertung, neuromuskuläre Koordination oder kardiopulmonale Leistungsfähigkeit, beim Athleten ist Magnesium für den störungsfreien Ablauf zahlreicher Stoffwechselprozesse von zentraler Bedeutung. Magnesium ist damit am Energiestoffwechsel jeder Zelle beteiligt. Die zelluläre Energieproduktion hängt vom Magnesium-Status ab, da bei allen physischen Aktivitäten Mg-ATP Verbindungen verbraucht werden. Magnesium spielt eine zentrale Rolle bei der Metabolisierung von Glucose und der oxidativen Phosphorylierung. Zum Beispiel kann eine moderate körperliche Belastung die Glucosekonzentration senken und die Laktat-Spiegel erhöhen, was mit einer Abnahme des muskulären Wirkungsgrades assoziiert ist. Beim Athleten ist der Magnesiumbedarf durch den beschleunigten Glucose- und Energiestoffwechsel somit höher, da die entsprechenden Enzyme zur Aktivierung Magnesium benötigen.

Sowohl an glatter als auch quergestreifter Muskulatur bewirkt Magnesium eine Inhibition der Muskelkontraktilität und verringert damit beim Ausdauerathleten das Risiko für Muskelkrämpfe. Die alimentäre Magnesiumaufnahme kann zwischen 300 und 1000 mg Magnesium pro Tag liegen, je nach Trainingsintensität. Nach aktuellen Untersuchungen scheint es auch so zu sein, dass Magnesiumgaben kurz vor dem Wettkampf oder kurz vor extrem hoher mentaler Belastung von Vorteil für den Athleten sein können.

Kalium und weitere Elektrolyte

Kalium ist der wichtigste intrazelluläre Mineralstoff unseres Körpers. Mit etwa 60 % enthalten die Muskelzellen am meisten Kalium. Als Gegenspieler von Natrium reguliert Kalium den Wasserhaushalt, das Säure-Basen-Gleichgewicht, die Nervenreizleitung, die Muskelkontraktionen sowie das Membranpotenzial, die elektrische Spannung der Zellmembranen. Kalium ist vor allem für die Aufrechterhaltung der Spannkraft (Tonisierung) der Skelettmuskulatur, der Herz- und Gefäßmuskulatur sowie der Muskulatur des Verdauungstraktes, der Blase und der abführenden Harnwege verantwortlich. Die muskuläre Kraftleistung dieser Organe wird von Kalium gesteuert.

Kalium spielt wie Magnesium eine zentrale Rolle im Energiehaushalt. Elementare Funktion unseres Stoffwechsels ist die Produktion des körpereigenen Treibstoffs Adenosintriphosphat (ATP). Kalium ist am Aufbau dieser universellen Energieeinheit beteiligt. Damit unser Körper Glucose in Form von Glykogen in den Muskeln und der Leber als Energiereserve speichern kann, brauchen wir Kalium. Kein Wunder, das Kalium- und Magnesiummangel zu den häufigsten Ursachen für schlechte Ausdauerleistungen und lange Regenerationsphasen im Sport zählen. Der Aufbau und die Regeneration geschädigter muskulärer Strukturen ist von einer guten Verfügbarkeit von Kalium abhängig.

Im Zellstoffwechsel ist Kalium Aktivator zahlreicher Enzyme, die zum Beispiel an der Glykolyse, Glykogen-Synthese und oxidativen Phosphorylierung beteiligt sind. Die Aufnahme von Glucose in Leber- und Muskelzellen zur Glykogen-Synthese ist an die Kaliumaufnahme gekoppelt. Glykogen wird in der Muskulatur und Leber in hochgradig hydratisierter Form gespeichert (pro Molekül Glykogen etwa 4 Moleküle H_2O) zusammen mit 18 mg (0,45 mmol) Kalium pro g Glykogen. Darüber hinaus ist Kalium für die Regulation der Zellproliferation sowie transepithelialen Transportprozesse von Nährstoffen (z.B. Glucose, Aminosäuren) wichtig. Da Kalium zusammen mit Glykogen in die Muskulatur eingelagert wird, ist das Elektrolyt vor allem in der Regenerationsphase zur Glykogenspeicherung wichtig. Der Kaliumanteil in Sportgetränken sollte bei etwa 100 bis 250 mg pro Liter Getränk liegen. In der Nachbelastungsphase ist die höhere Zufuhr von 2000 bis 4000 mg Kalium als Kaliumcitrat, aufgeteilt in kleineren Einzeldosen, sinnvoll. Die DACH-Zufuhrempfehlungen für Kalium wurden im Jahre 2016 unbemerkt auf leisen Sohlen von den Fachgesellschaften für gesunde Erwachsene verdoppelt von 2000 mg täglich auf 4000 mg täglich. Zur Prävention von Bluthochdruck und Schlaganfall scheint nach DACH/2016 sogar eine Menge von 3500 bis 4700 mg Kalium pro Tag geeignet.

Der Kaliumanteil in Sportgetränken sollte bei etwa 100 bis 250 mg pro Liter Getränk liegen. In der Nachbelastungsphase ist die höhere Zufuhr von 2000 bis 4000 mg Kalium als Kaliumcitrat, aufgeteilt in kleineren Einzeldosen, sinnvoll.

Mineralien und Elektrolyte werden je nach Art, Dauer und Intensität der körperlichen Belastung vermehrt über den Stuhl, den Urin und vor allem über den Schweiß ausgeschieden. Die mittleren Flüssigkeitsverluste bei Langzeitbelastungen in milden Umgebungsbedingungen liegen bei etwa 1 Liter pro Stunde. Die Schwankungsbreiten der Schweißraten bewegen sich hierbei unter vergleichbaren Bedingungen zwischen 0,5 und 1,7 Litern pro Stunde. Unter extremen Umständen (z. B. große Hitze, hohe Luftfeuchtigkeit) und bei sehr leistungsstarken Athleten können stündliche Schweißraten von bis zu 3 Litern und mehr auftreten. Pro Liter Schweiß verliert der Körper um die 1000 mg Natrium sowie kleinere Mengen an Kalium, Kalzium, Magnesium, Zink, Iod (30-50 µg/l), Eisen und Kupfer.

Eisen

Eisenmangel ist einer der häufigsten diagnostizierten Mineralstoffmängel in der sportmedizinischen Praxis. Aufgrund erhöhter Eisenverluste über den Magen-Darm-Trakt (→ intestinale Mikrohämorrhagien), mit dem Schweiß und Urin haben Sportler einen erhöhten Eisenbedarf, der nicht immer durch eine ausgewogene fleischhaltige Ernährung gedeckt wird. Eine Unterversorgung mit Eisen beeinträchtigt die Funktion einer Reihe von energieliefernden Enzymen und schränkt darüber hinaus die Sauerstofftransportkapazität und Sauerstoffverwertung ein. Dadurch sinken vor allem die Trainingsanpassung und die Ausdauerleistungsfähigkeit. Eisenmangel führt beim Sportler zu vorzeitiger Erschöpfung, Blutarmut (Anämie), verstärkter Atmung unter Belastung, beeinträchtigter aerober Kapazität, erhöhtem Puls, chronischer Müdigkeit, erhöhten Laktatwerten, schlechter Ausdauerleistung und Infektanfälligkeit (z. B. häufige Infekte der oberen Atemwege).

Coenzym Q_{10}

Im Leistungssport kann ein Coenzym-Q_{10}-Mangel bei Athleten durch folgende Faktoren ausgelöst und verstärkt werden:

- erhöhter Bedarf und Verbrauch aufgrund anhaltender, schwerer körperlicher Anstrengung,
- reduzierte diätetische Aufnahme im Rahmen vegetarischer Ernährung,
- limitierte Coenzym-Q_{10}-Biosynthese aufgrund eines Mangels an Selen, Vitamin B_6 und Magnesium,
- hochdosierte Aufnahme an Vitamin E hemmt die Coenzym-Q_{10}-Absorption aus der Nahrung und senkt durch vermehrten oxidativen Verbrauch die Coenzym-Q_{10}-Blutspiegel,
- Therapie mit Statinen begrenzt die Coenzym-Q_{10}-Biosynthese und senkt die Coenzym-Q_{10}-Blutspiegel.

Training steigert die Anzahl an Mitochondrien im Herzen und in der Skelettmuskulatur. Da die Mitochondrien reich sind an Coenzym Q_{10}, steigert Training folglich den Coenzym-Q_{10}-Bedarf des Herz- und Skelettmuskels.

Sicherheit von Nahrungsergänzungsmitteln im Leistungssport

Bei einer vom Arzt festgestellten defizitären Versorgung sollten beim Athleten unter ärztlicher Kontrolle anstelle von Nahrungsergänzungsmitteln (NEM) ausgewählte Präparate mit Arzneimittelzulassung eingesetzt werden, da für diese die Kontaminationsgefahr ausgeschlossen werden kann. Vor Konsum eines NEM sollte außerdem unbedingt überprüft werden, ob das gewünschte Produkt von einer unabhängigen Institution auf das Vorhandensein von verbotenen Substanzen getestet wurde oder zumindest eine Selbstauskunft des Herstellers zur Produktreinheit vorliegt (→ Kölner Liste www.koelnerliste.com).

Wichtig

Nur bei zuvor bestehender Unterversorgung mit einem Mikronährstoff ist bei einer entsprechenden Supplementierung eine Optimierung der sportlichen und mentalen Leistungsfähigkeit zu erwarten.

4.6 Im Kreuzfeuer zwischen Stress und Burnout

Geschwindigkeit und Hektik bestimmen unser Leben. Wir leiden unter Zeitnot, Leistungsdruck sowie ständig wachsenden Anforderungen im Beruf- und Privatleben. Ob bei der Arbeit oder in der Freizeit: Stress ist allgegenwärtig. Unserer Gesundheit kann das Leben auf der Überholspur auf vielfältige Weise schaden und das Risiko für Zivilisationskrankheiten, wie Burnout, Depressionen, Diabetes und Krebs, steigern.

Die Weltgesundheitsorganisation (WHO) erklärte Stress zur größten Gesundheitsbedrohung unserer Zeit. Nach Angaben des Bundesministeriums für Arbeit belastet Stress und hoher Arbeitsdruck zunehmend die Berufstätigen. Während im Jahr 2001 die Zahl psychisch bedingter Ausfalltage bei 33,6 Millionen lag, ist sie im Jahr 2012 auf 61,5 Millionen gestiegen. Die Ursachen für diesen dramatischen Anstieg sieht das Ministerium in der zunehmenden Digitalisierung der Arbeitswelt und dem steigenden Wettbewerbsdruck durch die Globalisierung. Offensichtlich ist der moderne Homo digitalis derzeit dabei, sein eigenes Grab mithilfe der permanenten Reizüberflutung aus Handys und Computern zu schaufeln – aber Hauptsache online! (○ Abb. 4.13).

Was ist Stress?

Stress = Missverhältnis zwischen wahrgenommenen Anforderungen und vorhandenen Bewältigungsmöglichkeiten, aus denen eine persönliche Bedrohung erwächst.

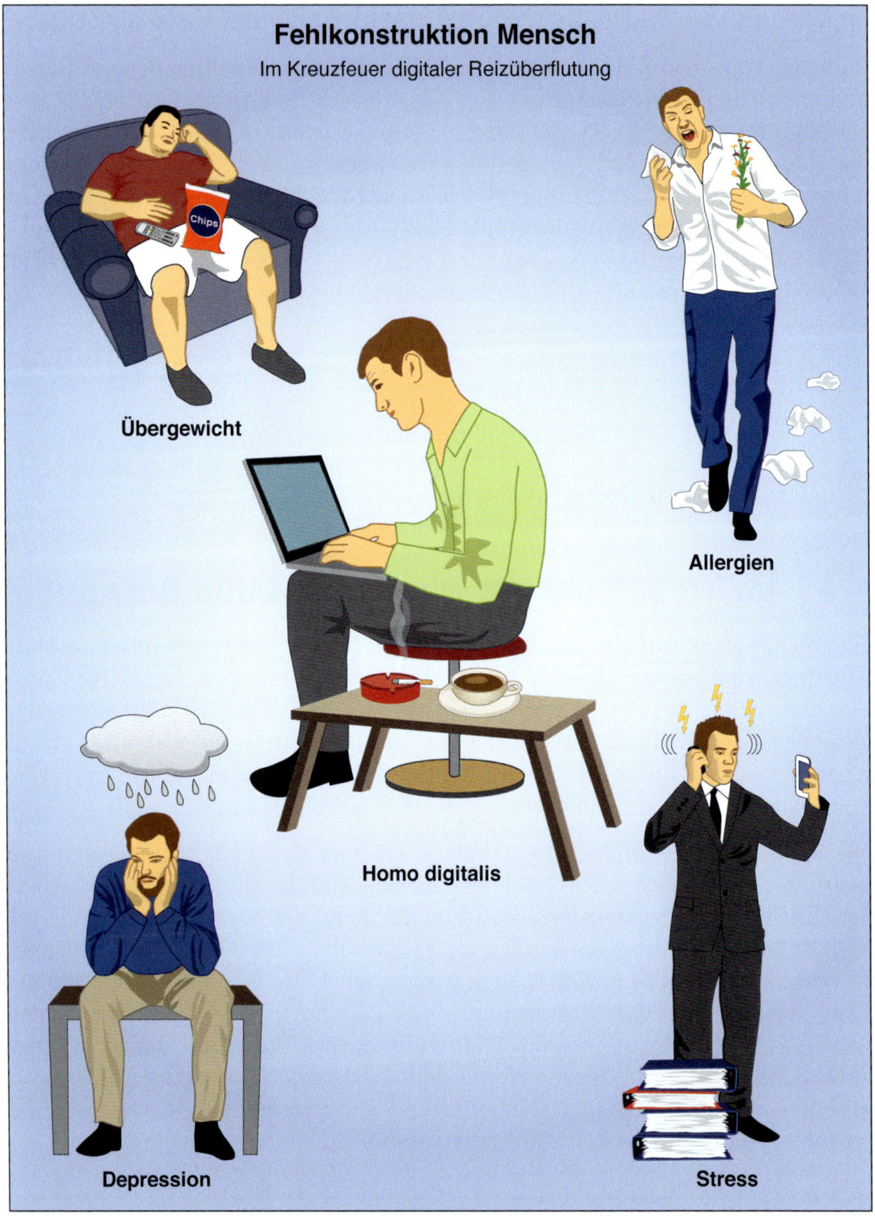

Abb. 4.13 Erkrankung des digitalen Zeitalters

Überlebenswichtig und tödliche Bedrohung zugleich

Aus Sicht der Evolution ist Stress ein überlebenswichtiger Vorgang und eigentlich ein Geniestreich der Natur. Denn erst unter Stress läuft unser Körper auf Hochtouren. Dann schießen in Sekundenbruchteilen Hormone wie Cortisol, Noradrenalin und Adrenalin ins Blut. Sie sorgen dafür, dass Herzschlag und Atmung sich beschleunigen, mehr Sauerstoff durch den Körper strömt und Gehirn sowie Muskeln ausreichend mit Zucker versorgt werden. Gleichzeitig dämpfen diese Signalstoffe andere, momentan weniger wichtige Systeme wie die Verdauung. Ein kleiner Adrenalinschub von Zeit zu Zeit weckt also die Lebensgeister und macht uns fit für Notsituationen.

Ursachen für Stress

- Arbeitsplatz: Arbeitsüberlastung, Leistungsdruck, Mobbing, bedrückendes Arbeitsklima, Angst um den Arbeitsplatz
- Zeitnot, Hektik, keine regelmäßigen Entspannungsmöglichkeiten
- Über- oder Unterforderung im Beruf oder Schule
- Probleme in der Schule oder im Studium
- Sorgen: finanzielle, familiäre und partnerschaftliche Probleme
- fehlende Anerkennung in Familie oder Partnerschaft
- Tod oder Krankheit von nahestehender Personen
- soziale Isolation und psychische Probleme

Folgen von chronischem Stress

Problematisch wird es, wenn der Stress kein Ende nimmt. In Laufe der Evolution folgte auf Stress meist eine körperliche Reaktion wie Flucht oder Kampf. Dabei baute der Körper Stresshormone wieder ab. Das moderne Stressopfer kann in der Regel aber nicht davonlaufen oder zuschlagen und bleibt auf den hohen Stresswerten sitzen. Die Folge ist ein Alarmzustand, der für permanent erhöhte Blutzuckerwerte sorgt, die auf Dauer unser Herz-Kreislauf-System ähnlich schädigen wie Diabetes mellitus. Die Folge: Bluthochdruck, Herzinfarkt, Schlaganfall und Demenz.

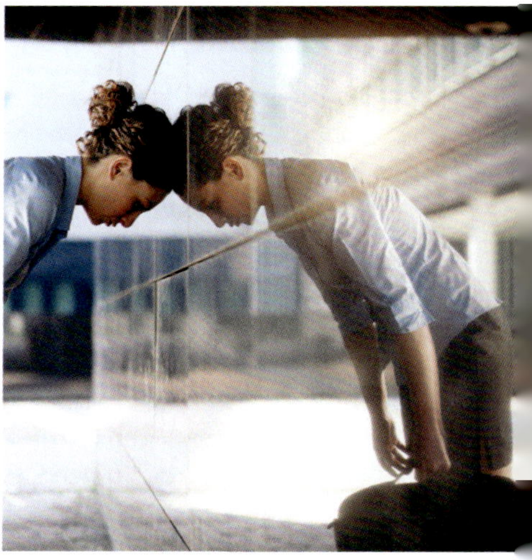

Das schwächelnde Immunsystem macht uns anfällig für Allergien und Atemwegsinfekte.

Magen und Darm werden vernachlässigt, davon sind vor allem das schleimhautgebundene Immunsystem im Darm und das Darmmikrobiom betroffen. Vielfältige Beschwerden und Krankheiten von Durchfall, Obstipation, Sodbrennen, Magengeschwür bis hin zum Darmkrebs sind die Folge. Von den psychischen Konsequenzen, wie Reizbarkeit, Schlafstörungen, Depressionen oder Burnout ganz zu schweigen.

Hinter den krank machenden Auswirkungen von Dauerstress stehen vor allem aggressive Sauerstoffradikale, der Fachmann spricht vom sogenannten oxidativen Radikalstress. Wenn unser Stoffwechsel auf Hochtouren läuft, entstehen vermehrt diese zellschädigenden Winzlinge. Dabei greifen sie vor allem die Gefäße, Organe und unser Erbgut an. Wir altern dadurch schneller und werden anfälliger für chronische Erkrankungen wie Herzinfarkt, Schlaganfall und Krebs.

Stressregulierende Aminosäuren und Mikronährstoffe

Neben dem Erkennen der chronischen Stressbelastung, der Verringerung von entsprechenden Stressoren und einem Ausgleich durch Entspannungsphasen ist es immer sinnvoll, auf eine gute Versorgung mit stressregulierenden Aminosäuren (z. B. Tryptophan, Ornithin), Vitaminen und Mineralstoffen zu achten. In Phasen hoher psychischer und körperlicher Belastung steigt der Bedarf an diesen Mikronährstoffen außergewöhnlich stark an. Eine unzureichende Versorgung mit Aminosäuren wie Tryptophan, B-Vitaminen oder Magnesium kann zu psychischen Symptomen führen, die auch bei Stress auftreten (z. B. Reizbarkeit, Schlafstörungen). Mikronährstoffe spielen nämlich bei der Stressbewältigung und im Nervenbotenstoffwechsel eine elementare Rolle.

Aminosäuren

Tryptophan: Die essenzielle Aminosäure Tryptophan ist Vorstufe des Nervenbotenstoffs Serotonin. Dieser Neurotransmitter reguliert unsere Stimmungslage, emotionale Stabilität und Schlafqualität. Störungen im Haushalt von Tryptophan, die mit einer verringerten Verfügbarkeit an Serotonin verbunden sind, spielen bei der Entwicklung von chronischem Stress eine wichtige Rolle. Man weiß aus Studien, dass ein Mangel an Tryptophan die Stressanfälligkeit deutlich steigert. Eine hohe Belastung mit Stresshormonen wie Cortisol sowie ein Mangel an Magnesium und Vitamin B_6 können die Verfügbarkeit von Serotonin aus Tryptophan verringern (o Abb. 4.14).

Ornithin: Beim Abbau von Proteinen entsteht das Zellgift Ammoniak, das die Energiegewinnung in den Zellen und die Zellatmung behindert. Findet sich zu viel Ammoniak im Körper, kann das Zellgift auch ins Gehirn gelangen und wichtige Funktionsabläufe hemmen. Die Aminosäure Ornithin spielt zusam-

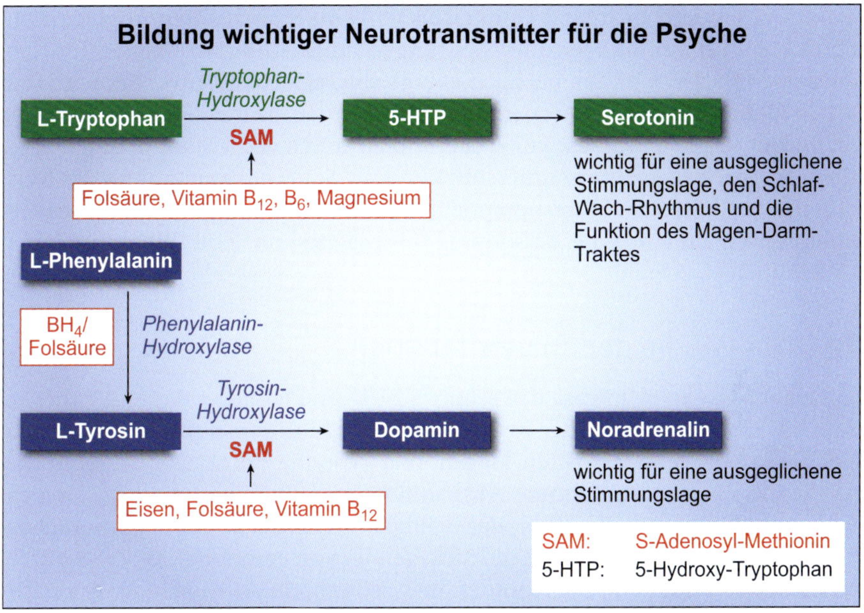

Abb. 4.14 Wichtige Neurotransmitter für die Psyche

men mit Arginin eine große Rolle bei der Entgiftung von Ammoniak im Harnstoff-Zyklus. In Studien konnte durch die Einnahme von täglich 2000 mg Ornithin das Auftreten psychischer Abgeschlagenheit und Müdigkeit reduziert werden. Der Energiestoffwechsel und die allgemeine Leistungsfähigkeit wurden dabei durch Ornithin positiv beeinflusst. Diese Eigenschaften von Ornithin dürften bei chronischem Stress auch zu einer besseren Stressbewältigung beitragen.

Taurin: Die Aminosäure Taurin hat aufgrund ihrer antioxidativen, antientzündlichen und immunregulierenden Eigenschaften bei einer Vielzahl von Beschwerden und Erkrankungen (z. B. Herz-Kreislauf-Erkrankungen, Diabetes mellitus, Makuladegeneration) eine große Bedeutung. Der Energiestoffwechsel in den Zellkraftwerken unserer Zellen, den sogenannten Mitochondrien, wird von Taurin unterstützt. Auch bei chronischem Stress ist Taurin aufgrund seiner abpuffernden Eigenschaften auf Stressreize für eine bessere Stressverarbeitung wichtig. Diese Antistress-Aminosäure beugt als dämpfender Nervenbotenstoff einer Übererregung von Nervenzellen durch Stresshormone vor. Die Stressresistenz wird durch Taurin verbessert.

Magnesium & Co: Bei körperlichem und psychischem Stress wird die Produktion von Stresshormonen angekurbelt. Stress raubt unserem Körper nicht nur

Vitamin C, sondern auch Magnesium. Das senkt die Stressresistenz und kann zu depressiven Verstimmungen und Leistungseinbußen führen. Magnesium hat eine Schrittmacherfunktion bei allen energieabhängigen Stoffwechselprozessen und ist damit vor allem im energieverbrauchenden Nervenbotenstoffwechsel von Bedeutung. Die Synthese von Nervenbotenstoffen wie Serotonin und Dopamin wird durch Magnesium unterstützt und die Sauerstoffversorgung der Nervenzellen verbessert. Bei Stress empfiehlt sich daher, neben stressregulierenden Aminosäuren auf eine gute Versorgung mit Magnesium, Zink, Vitamin C und B-Vitaminen zu achten.

Die Stress-Studie der Universität Bonn

Laut einer aktuellen Umfrage der pronova BKK sind 87 % der Arbeitnehmer in unserem Land gestresst. Jeder Zweite hat das Gefühl, von Burnout bedroht zu sein. Sechs von zehn Befragten klagen über typische Burnout-Symptome wie anhaltende Erschöpfung, innere Anspannung und Rückenschmerzen. Zu den Hauptgründen für das Gefühl der völligen psychischen und körperlichen Erschöpfung zählen ständiger Zeitdruck, gefolgt von emotionalem Stress durch Kunden oder Patienten, Überstunden und schlechtem Arbeitsklima. Auch die zunehmende Digitalisierung wirkt sich negativ auf das Stresslevel aus. Die permanente Erreichbarkeit mittels Smartphone und/oder E-Mail versetzt jeden Vierten in Hektik. Die mit dieser steten Überforderung und Dauerstress einhergehenden Belastungen können komplexe kognitive, physische und sozialdynamische Verhaltensweisen beeinflussen, die sich vor allem in Kopfschmerzen, Vergesslichkeit, Hoffnungslosigkeit, depressiven Verstimmungen, Infektanfälligkeit, Konzentrationsmangel, Magen-Darm-, Herz-Kreislauf-Beschwerden, Kopfschmerzen, Niedergeschlagenheit, Hoffnungslosigkeit, negative Einstellung, Verlust von Mitgefühl und Einfühlungsvermögen sowie sozialem Rückzug äußern.

Aminosäuren und Mikronährstoffe sind elementare Regulatoren für einen reibungslosen Neurotransmitter-Haushalt, die Resilienz und Stressbewältigung. Als Vorstufe von Serotonin und Melatonin hat die essenzielle Aminosäure L-Tryptophan dabei einen besonderen Stellenwert. Mikronährstoffe wie Magnesium und Vitamin B_6 spielen als Kofaktoren eine zentrale Rolle im Stoffwechsel von L-Tryptophan.

In einer aktuellen, doppelblinden und plazebokontrollierten Studie untersuchten Wissenschaftler der Universität Bonn den Einfluss einer definierten Aminosäuren-Mikronährstoffmischung über einen Zeitraum von 12 Wochen auf den subjektiv wahrgenommenen Stress. Dieser wurde mit Hilfe eines standardisierten Fragebogens, dem Perceived Stress Questionnaire (PSQ) bestimmt. Dabei konnte im Vergleich zu Plazebo eine signifikante Verbesserung des subjektiv

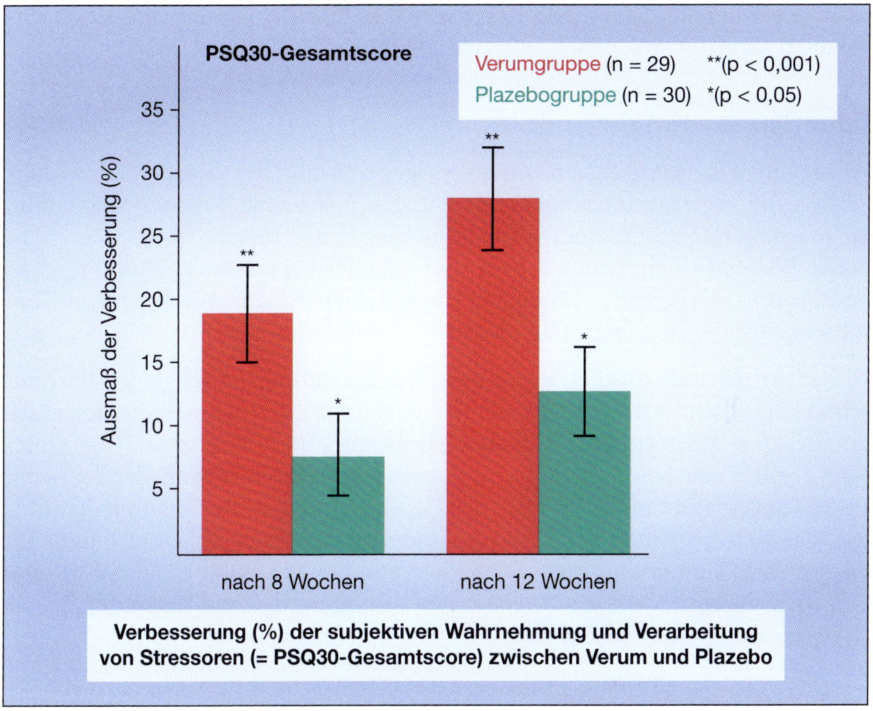

Abb. 4.15 Verbesserung (%) der subjektiven Wahrnehmung und Verarbeitung von Stressoren (= PSQ30 – Gesamtscore) zwischen Verum und Plazebo

wahrgenommenen Stress, gemessen anhand des validierten Gesamt-PSQ30-Wertes, beobachtet werden ($p < 0.05$) Abb. 4.15.

Zu den erfassten Stressfaktoren zählten u.a. Verlust von Freude, Müdigkeit, Überlastung und Anspannung. In der Verum-Gruppe wurde vor allem ein günstiger Effekt der Aminosäuren-Mikronährstoffmischung auf das serotonerge System festgestellt. Dabei wird als mögliche Ursache ein Anstieg der Ratio von L-Tryptophan zu konkurrierenden Aminosäuren, des Verhältnisses von L-Tryptophan zu verzweigtkettigen Aminosäuren sowie der zahlreichen im Verum-Präparat enthaltenen Mikronährstoffe als Kofaktoren für die Serotonin-Synthese (z. B. Magnesium, Vitamin B_6) diskutiert. Dagegen kam es in der Plazebo-Gruppe zu einem signifikanten Abfall der Serotonin- und Magnesiumspiegel im Serum. Die tägliche Supplementierung der Aminosäuren-Mikronährstoffmischung hatte einen positiven Einfluss auf die Magnesium-Homöostase und den stressbedingten erhöhten Magnesiumbedarf. Im Gegensatz dazu kam es in der Plazebo-Gruppe zu einem signifikanten Anstieg der Risikofaktoren für kardiovaskuläre Komplikationen wie Körpergewicht, BMI, Taillenumfang sowie das Taille-zu-Größe-Verhältnis.

Dauerstress mündet in Burnout

Werden die ersten Anzeichen von Stress ignoriert und dem Körper keine Möglichkeit zur Regeneration eingeräumt, entwickelt sich eine Dauerstresssituation, die in einem totalen Zusammenbruch mündet, dem sogenannten Burnout-Syndrom. Burnout ist ein neuer Begriff aber ein altes Leidensbild. Schon im Alten Testament wird die „Elias-Müdigkeit“ beschrieben. Johann Wolfgang von Goethe war beispielsweise betroffen und heilte sich durch seinen Italien-Aufenthalt.

In der Arbeitswelt unserer modernen Hochleistungsgesellschaft ist Burnout schon lange nicht mehr die typische Krankheit der Unternehmer, die sich grausam gegen sich selbst durch anhaltenden Zwang und unbelehrbare Überarbeitung täglich neu beweisen müssen. Dieses komplexe Syndrom der „inneren Leere“, des Ausgebranntseins oder des Gefühls „leerer Akkus“ kann jeden treffen, der sich im Alltag häufig Stress und Überbelastung ausgesetzt fühlt. In Deutschland sind immer mehr Menschen von dieser seelischen Verausgabung betroffen, insbesondere die Angehörigen akademischer und helfender Berufe (z. B. Ärzte, Anwälte, Lehrer, Pflegeberufe).

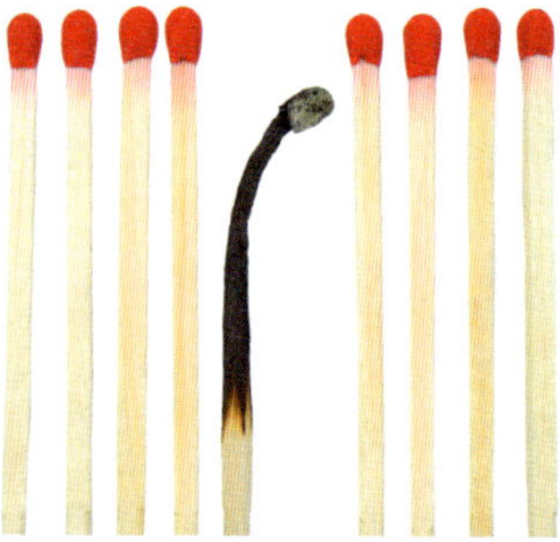

Ursachen des Ausgebranntseins

Wer ausgebrannt ist, hat zuvor gelodert – war also für seine Aufgabe zuerst Feuer und Flamme. Häufig stellt chronischer Stress den Beginn der Burnout-Spirale dar. Der Übergangsprozess von chronischem Stress zu Burnout verläuft oft schleichend und endet in der Regel in einer lebensbedrohlichen Sackgasse. An der Entwicklung des Burnout-Syndroms sind sowohl innere Faktoren, die durch die eigene Persönlichkeit bedingt sind, als auch äußere Umstände beteiligt. Zu den wesentlichen Ursachen zählen vor allem persönliche und arbeitsbedingte Stressoren:

Arbeitsstressoren: Hohe Arbeitsbelastung, permanenter Zeitdruck, zu großes Arbeitspensum in einem zu engen Zeitrahmen, schlechtes Arbeitsklima, Mobbing, Nacht- und Schichtarbeit, wachsende Komplexität und Unüberschaubarkeit der Arbeitsabläufe und der Arbeitszusammenhänge, rasch wechselnde Anforderungen, wachsende Angst vor Arbeitsplatzverlust.

Persönliche Stressoren: Selbstmanagement-Probleme, hohe Leistungserwartungen, Streben nach Perfektion und sozialer Anerkennung, Störungen der

Work-Life-Balance: unausgeglichenes Verhältnis zwischen Arbeit und Beruf, Familie und Freunde, körperlicher und geistiger Aktivität sowie der persönlichen Selbstverwirklichung.

Symptome und Konsequenzen

Zu den zentralen Symptomen des Ausgebranntseins gehören Erschöpfung, beruflicher Motivations- und Leistungsverlust, Ineffektivität, verringerte Frustrationstoleranz, leichte Kränkbarkeit, Unzufriedenheit mit Ablehnung der eigenen beruflichen Situation, Resignation, Minderwertigkeits- und Versagensgefühle sowie Zynismus.

Die Konsequenzen für den Körper sind erheblich und können seine Funktions- und Leistungsfähigkeit sowie die gesamte Lebensqualität massiv beeinträchtigen. Gravierend sind vor allem psychische Folgen wie Verlust von Lebensfreude und Optimismus, Gefühl der Wertlosigkeit, Konflikte mit Arbeitskollegen, Lebenspartnern und Familienangehörigen sowie das Eintauchen in eine von Ausweglosigkeit, Sinnlosigkeit und Hoffnungslosigkeit gekennzeichnete, immer enger werdende Welt. Wird das Burnout-Syndrom nicht erkannt und behandelt, kann es durch Arbeitsplatzverlust, Beziehungskrisen, schweren Depressionen und Selbstmordabsichten zur unmittelbaren persönlichen Bedrohung werden.

Stressregulierende Aminosäuren und Mikronährstoffe

Ein effektives berufliches und privates „Selbstmanagement" ist zentraler Ansatzpunkt jeglicher Therapie. Wenn sich der Verdacht auf ein Burnout-Syndrom erhärtet hat, besteht daher die wichtigste Maßnahme darin, den Betroffenen mit therapeutischer Hilfe für das Risiko und die Folgen für Gesundheit und Lebensqualität zu sensibilisieren. Neben dem natürlich stets vorrangigen Selbstmanagement bei Burnout sollten im Rahmen eines ganzheitlichen Therapiekonzepts auch stressregulierende Aminosäuren, Vitamine und andere Mikronährstoffe mit einbezogen werden. Latent vorhandene Symptome des Burnouts können durch eine Unterversorgung an Mikronährstoffen zum Ausbruch kommen oder psychische und physische Symptome des Ausgebranntseins verstärken. (○ Abb. 4.16 und ○ Abb. 4.17)

Bei Patienten mit Burnout konnten verschiedene immunologische und hormonelle Stoffwechselauffälligkeiten beobachtet werden. Dazu zählen unter anderen eine erhöhte Belastung mit Entzündungsstoffen (z. B. TNF-α) und aggressiven Sauerstoffradikalen. Oxidativer Stress und Entzündungsfaktoren können unter anderem die Umwandlung der Aminosäure L-Tryptophan in den Neurotransmitter Serotonin beeinträchtigen.

In mehreren Untersuchungen konnte bei Burnout-Patienten als Hinweis für eine reduzierte Immunabwehr der Schleimhäute (z. B. Magen-Darm-Trakt) ernied-

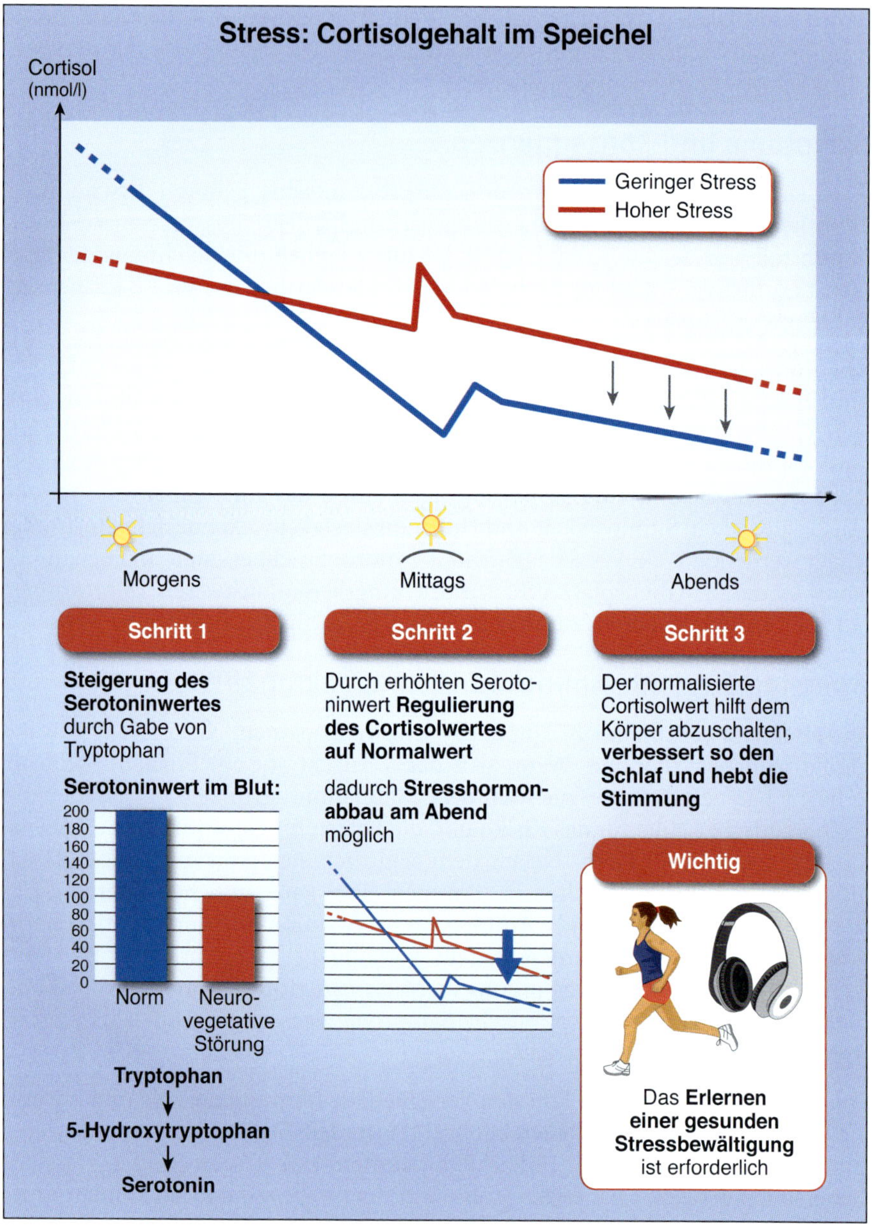

Abb. 4.16 Regulationsansatz Stress: Indikator Cortisolspiegel

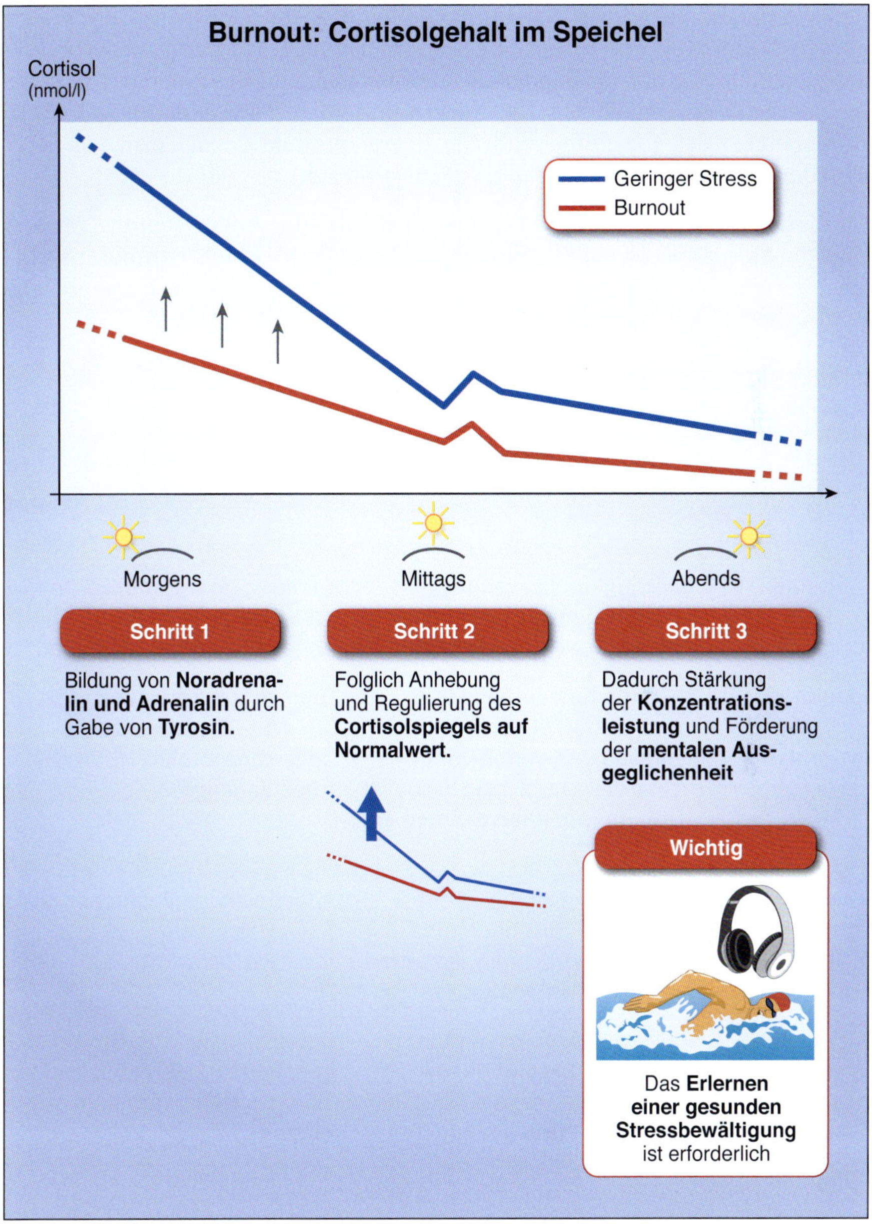

Abb. 4.17 Regulationsansatz Burnout: Indikator Cortisolspiegel

rigte Werte des sekretorischen Immunglobulin A im Speichel nachgewiesen werden. Dauerstress unterdrückt die Abwehrleistung des Immunsystems im Allgemeinen und des darmgebundenen Immunsystems im Besonderen. Die Folge ist eine erhöhte Anfälligkeit für Infekte und Magen-Darm-Störungen (z.B. Durchfälle). Auch die mitochondriale Energieproduktion in Form von ATP wird durch Entzündungsfaktoren und Sauerstoffradikale gestört.

Aminosäuren (z.B. Tyrosin), Magnesium, B-Vitamine oder Vitamin C haben eine günstige Wirkung auf Symptome wie Reizbarkeit, Schlafrhythmus, psychische Erschöpfung, Müdigkeit, Energiegewinnung, Stressresistenz, Nervenbotenstoffwechsel sowie auf die Nervenzellen.

Tab. 4.4 Unsere Psyche und die Auswirkungen eines Mikronährstoffmangels (Auswahl)

Mikronährstoffe	Biochemische Funktion mit Einfluss auf die Psyche	Symptome bei Mangel
Aminosäuren		
Ornithin	Wichtig für den zellulären Energiestoffwechsel und die Entgiftung von Ammoniak	Geringe Stressresistenz, schlechte Regeneration, Abgeschlagenheit, Müdigkeit
Taurin	Wichtig für den zellulären Energiestoffwechsel, antioxidativen und antientzündlichen Zellschutz, bei Stress ein abpuffernder Nervenbotenstoff	Geringe Stressresistenz, schlechte Regeneration, Abgeschlagenheit, Müdigkeit, Infektanfälligkeit
Tyrosin	Beteiligung an der Synthese der Schilddrüsenhormone sowie von Dopamin, Noradrenalin und Adrenalin	Appetitverlust, Depressionen, Reizbarkeit, geringe, Stressresistenz, Schwäche
Tryptophan	Ausgangsstoff für Serotoninsynthese, Regulation der Stimmungslage, des Schlafverhaltens und des Appetits	Depressionen, Schlafstörungen, Reizbarkeit, geringe Stressresistenz, Verhaltensstörungen
Vitamine		
Vitamin C	Beteiligung an der Synthese der Stresshormone, Schilddrüsenhormone und des Glücksbotenstoffs Serotonin	Antriebslosigkeit, depressive Verstimmung, Reizbarkeit, geringe Stressresistenz

Tab. 4.4 Unsere Psyche und die Auswirkungen eines Mikronährstoffmangels (Auswahl, Fortsetzung)

Mikro-nährstoffe	Biochemische Funktion mit Einfluss auf die Psyche	Symptome bei Mangel
Folsäure und Vitamin B_{12}	Beteiligung an der Synthese von Adrenalin, SAM und Serotonin, Regulation des Methylgruppen-Stoffwechsels	Geringe Stressresistenz, Depressionen, Abgeschlagenheit, Leistungsschwäche
Vitamin D	Beteiligung an der Synthese von Neurotransmittern	Geringe Stressresistenz, depressive Verstimmung, allgemeine Schwäche
Mineralstoffe		
Magnesium	Schrittmacherfunktion im Energiestoffwechsel, Synthese von Neurotransmittern, Glutamat-Antagonist, Schutzschild gegen erhöhte Stressbelastung	Reizbarkeit, geringe Stressresistenz, Hyperaktivität, depressive Verstimmung, Abgeschlagenheit
Zink	Regulation des Neurotransmitterhaushalts, zellulärer Energiestoffwechsel	Hyperaktivität, Reizbarkeit, geringe Stressresistenz, depressive Verstimmung
Selen	Synthese der Schilddrüsenhormone	Depressive Verstimmung, Nervosität, Konzentrationsstörungen, Schlaflosigkeit

Tab. 4.5 Therapieansatz mit Mikronährstoffen bei Stress und Burnout (vereinfachte Darstellung)

	Symptome	Labor	Therapieansatz
Stress	Hohe Belastung, Körper läuft auf Hochtouren, Schlafstörungen	Serotonin-Diagnostik: Serotonin ↓, Cortisol-Diagnostik: Stresshormone (z. B. Cortisol) ↑	Stimulierung der Serotoninsynthese, Ausbilanzierung von Stresshormonen

Tab. 4.5 Therapieansatz mit Mikronährstoffen bei Stress und Burnout (vereinfachte Darstellung)

	Symptome	Labor	Therapieansatz
Burnout	Komplexe Erschöpfung, Gefühl des Ausgebranntseins, Energiemangel, chronische Abgeschlagenheit	Serotonin-Diagnostik: Verlust der Stresshormon-Balance (z. B. Serotonin, Noradrenalin, Dopamin), Cortisol-Diagnostik: Cortisol (morgens bis abends) ↓, DHEA ↓	Zufuhr antriebsstimulierender Neurotransmittervorstufen (z. B.) Tyrosin)

Eine Optimierung der Mikronährstoffversorgung kann dazu beitragen, die individuelle psychische und physische Leistungsfähigkeit zu verbessern und den Teufelskreis von Schwäche und Demotivation bei Burnout zu durchbrechen. Der Betroffene kann dadurch in eine günstigere Ausgangssituation gebracht werden, um die schwerer umsetzbaren psycho-mentalen Maßnahmen zu erleichtern.

4.7 Mikronährstoffe für den „Zappelphilipp"

Hyperaktiv oder hypermotorisch – diese Bezeichnungen treffen auf Kinder zu, deren Verhalten durch drei Merkmale gekennzeichnet ist: Aufmerksamkeitsstörungen, Impulsivität, motorische Unruhe. Fachsprachlich wird diese Kombination von Symptomen als Aufmerksamkeits-Defizit-Hyperaktivitäts-Syndrom (ADHS) bezeichnet.

In den westlichen Industrienationen zählen Aufmerksamkeitsdefizit- und Hyperaktivitätsstörungen (ADHS) zu den häufigsten neuro-kognitiven Störungen bei Kindern. Schätzungen gehen davon aus, dass zwischen 5 und 20 % der Schulkinder an diesem Syndrom leiden. Neben der motorischen Hyperaktivität fallen die Kinder vor allem durch Konzentrationsschwäche und impulsives Verhalten auf. Störungen der schulischen Leistung, soziale Isolation und ein schlechtes Selbstwertgefühl sind häufige Folgen.

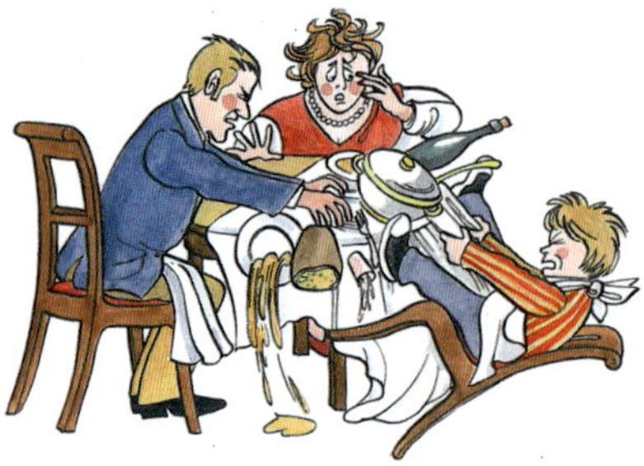

Die Entstehung des ADHS-Syndroms ist komplex und bisher noch weitgehend unbekannt. Genetische Einflussfaktoren sowie Störungen im Neurotransmitter- (z. B. Dopamin) und Energiestoffwechsel des Gehirns sind jedoch von zentraler Bedeutung. Hyperkinetische Verhaltensstörungen können sich aber auch auf dem Boden einer frühen Schädigung des Gehirns, Belastungen mit Umweltgiften (z. B. Blei), Infektionen, Autoimmun- und Schilddrüsenerkrankungen entwickeln. Die Störung im Neurotransmitterstoffwechsel bildet unter anderem die therapeutische Rationale für den Einsatz von Methylphenidat bei Kindern mit ADHS. In den westlichen Industrienationen war in den vergangenen Jahren ein extrem starker Anstieg der Verordnungshäufigkeit beobachtet worden. Methylphenidat ist ein Psychostimulans aus der Gruppe der Amphetamine, das die Botenstoffe Dopamin und Noradrenalin im Gehirn freisetzt. Neben den Imbalancen im Neurotransmitterhaushalt scheinen ein Ungleichgewicht von Fettsäuren, Aminosäuren sowie eine Unterversorgung mit Zink, Magnesium und B-Vitaminen nach aktuellen Studien wesentlich zur Entstehung und Ausprägung der hyperkinetischen Verhaltensstörungen beizutragen.

Brainfood statt Junkfood – Dünger fürs Gehirn?!

Offensichtlich wurde der Einfluss der Ernährung auf die Hirnleistung jahrzehntelang unterschätzt. Neurowissenschaftler dachten lange Zeit, die Zusammensetzung unserer Ernährung spiele für die Intelligenz und geistige Leistungsfähigkeit keine Rolle, solange nur die Grundversorgung des Gehirns mit Energie gewährleistet sei. In den vergangenen Jahren haben Hirnforscher nun zunehmend die Bedeutung von Nahrungsinhaltsstoffen auf die Geisteskraft und Hirngesundheit untersucht. Die wichtigste Erkenntnis: Eine gesunde, mikronährstoffreiche Ernährung (z. B. viel Seefisch) macht nicht nur unseren Geist glücklich, sondern schärft auch unseren Verstand. Intelligenz kann man sozusagen essen!

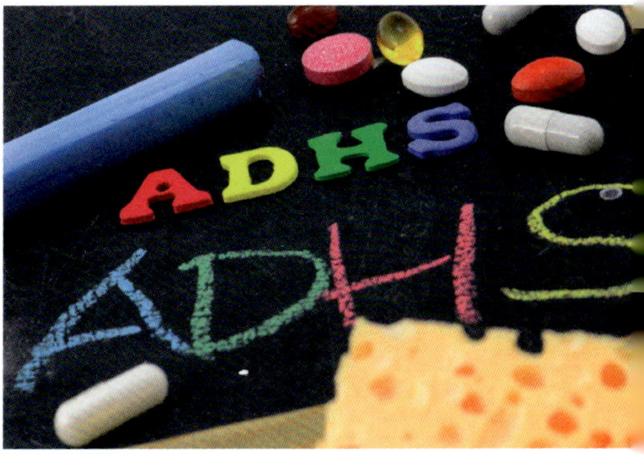

Trotz zahlreicher Aufklärungskampagnen in den vergangenen Jahren klafft zwischen einer gesunden Ernährung in der Theorie und dem tatsächlichen Ernährungsverhalten nach wie vor in vielen Altersklassen, insbesondere bei Kindern und Jugendlichen eine sehr große Lücke. Das wird auf alarmierende Weise erneut durch die aktuellen Ergebnisse der HELENA-Studie, einer europaweit durchgeführten Studie an Jugendlichen im Alter von 12,5 bis 17,5 Jahren deutlich. Durchgeführt wurde das multizentrische europäische Projekt in 10 Ländern, darunter Belgien (Gent), Deutschland (Dortmund), Frankreich (Lille), Griechenland (Athen, Kreta: Heraklion), Großbritannien (Birmingham), Italien (Rom), Österreich (Wien), Ungarn (Pecs), Schweden (Stockholm) und Spanien (Zaragossa).

Nach der HELENA-Studie nehmen Europas Jugendliche im Durchschnitt jeden Tag etwa 160 g Fleisch, 125 g Obst, 100 g Gemüse, 55 g süße Teigwaren (z. B. Kuchen), 25 g Schokolade, 728 ml Wasser, 260 ml Milch und 303 ml mit Zucker gesüßte Softdrinks (z. B. Limonaden) zu sich. Der hohe Konsum von Genussmitteln und zuckerhaltigen Softdrinks ist zum Teil mit einer täglichen Kalorienaufnahme von bis zu 3300 kcal verbunden (◻ Tab. 4.6).

Ungesunde Ernährung beeinträchtigt Gehirnleistung

In diesem Zusammenhang sind aktuelle Studienergebnisse interessant, die belegen, dass eine derartig ungesunde Ernährung gepaart mit Übergewicht bei Jugendlichen ganze Hirnregionen (z. B. Hippokampus) schrumpfen lässt und die kognitive Leistungsfähigkeit beeinträchtigt.

Infolge der sehr energiedichten, aber nährstoffarmen Ernährung liegt ein Großteil der Jugendlichen bei der täglichen Gesamtenergieaufnahme über den altersgemäßen Empfehlungen der optimierten Mischkost nach FKE, das z. B. bei einer durchschnittlicher körperlicher Aktivität für 13- bis 14-jährige Mädchen von einem Energiebedarf von 2200 kcal und bei Jungen diesen Alters von 2700 kcal pro Tag ausgeht. Ein hoher Verzehr von Gemüse und Obst geht mit einer hohen Zufuhr an Vitaminen (z. B. Vitamin C, Folsäure), Mineralstoffen (z. B. Calcium, Kalium), sekundären Pflanzenstoffen (z. B. Carotinoide) und Ballaststoffen einher. Es wundert daher nicht, dass der Anteil der übergewichtigen Kinder in unserem Land stetig zunimmt und dass ein Großteil nicht ausreichend diätetisch versorgt ist mit essenziellen Vitaminen, Mineralstoffen, Fettsäuren (z. B. Eicosapentaensäure, Docosahexaensäure) und anderen Mikronährstoffen.

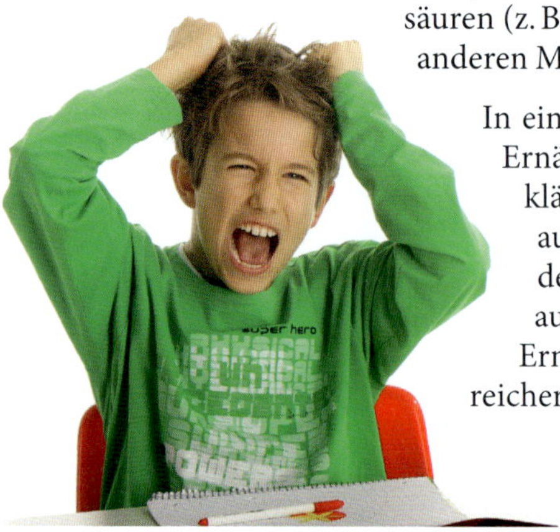

In einer kanadischen Studie wurden vor kurzem die Ernährungsgewohnheiten von mehr als 4500 Fünftklässlern untersucht. Nachdem Einflussfaktoren auf die geistige Entwicklung wie das Einkommen der Eltern, die Vorbildung und die Schulart herausgerechnet waren, blieb eine Größe übrig: die Ernährung. Je ausgewogener und mikronährstoffreicher (→ wenig gesättigte Fette, viel Obst und Gemüse) sich die Schüler ernährten, desto besser konnten sie lesen und schreiben. Die Qualität und Zusammensetzung unserer

Nahrung hat somit einen direkten Einfluss auf die kognitiven Fähigkeiten. Nahrungsinhaltsstoffe wie Omega-3-Fettsäuren, Aminosäuren oder B-Vitamine schützen unser Gehirn und wirken einem altersbedingten Gehirnabbau und den damit verbundenen Erkrankungen wie Hyperaktivität oder Demenz entgegen.

Tab. 4.6 Vergleich der Verzehrgewohnheiten von Jugendlichen (HELENA-Studie) mit den Empfehlungen für die altersgemäße Mischkost (FKE)

Produkt	HELENA-Studie[1]	Mischkost (FKE)[2]
Lebensmittel		
Fleisch, Wurst (g/Tag)	160	65/75 (w/m)
Obst (g/Tag)	125	260/300 (w/m)
Gemüse (g/Tag)	100	260/300 (w/m)
Fisch (g/Woche)	20	100/100 (w/m)
Milch, -produkte (ml/Tag)	260	425/450 (w/m)
Getränke		
Wasser (ml/Tag)	728	1200/1300 (w/m)
Zuckerhaltige Softdrinks (ml/Tag)	303	3
Genussmittel		
Schokolade (g/Tag)	25	3
Süße Teigwaren (g/Tag)	55	3
Gesamtenergie		
kcal/Tag	bis zu 3300	2200/2700 (w/m)[3]

[1] Altersgruppe: 12,5 bis 17,5 Jahre; [2] Altersgruppe: 13 bis 14 Jahre
[3] Geduldete Lebensmittel: 10% der Gesamttagesenergie darf durch geduldete Lebensmittel nach FKE (Forschungsinstitut für Kinderernährung Dortmund) abgedeckt werden. Das sind für die Altersgruppe von 13–14 Jahren ≤ 220/270 kcal/Tag (m/w), d.h. je 100 kcal = 45 g Obstkuchen oder 4 Butterkekse oder 30 g Fruchtgummi oder 20 g Schokolade oder 10 Stück Chips oder 1 Glas (200 ml) Limonade.

Gehirnaktive Mikronährstoffe

Mikronährstoffe sind unabdingbare Substrate für die Entwicklung und Reifung des zentralen Nervensystems, des Immunsystems und des Hormonsystems. Sie werden beispielsweise für die Bildung der Neurotransmitter Dopamin und Serotonin im Gehirn benötigt. Das sind Nervenbotenstoffe, die eine wichtige Voraussetzung für ein gutes Lernen und eine gesunde Psyche bilden. Ein Mangel an diesen Neurotransmittern ist mit Aufmerksamkeitsstörungen, Nervosität, Gedächtnis- und Verhaltensstörungen verbunden.

In der kindlichen Reifungs- und Entwicklungsphase ist eine optimale Versorgung mit gehirnaktiven Mikronährstoffen wie Omega-3-Fettsäuren, B-Vitaminen, Zink und Eisen von besonderer Bedeutung. Dies betrifft sowohl die körperliche Entwicklung als auch die intellektuellen und sozialen Reifungsprozesse. So konnte eine Arbeitsgruppe um Schoenthaler von der California State University in verschiedenen Studien an Kindern zeigen, dass eine unausgewogene Ernährung mit hohem Fett- und Zuckeranteil sowie ein Mangel an Vitaminen und Mineralstoffen mit einer verringerten intellektuellen Entwicklung, Lernstörungen und verstärktem asozialen Verhalten (erhöhte Aggressivität und Gewalttätigkeit) verbunden ist. In einer Studie mit 615 Kindern führte die Supplementierung eines altersgerechten Multivitamin-Mineralstoff-Präparats zu einem durchschnittlichen Anstieg des IQ um 4,5 Punkte, in einigen Fällen sogar um 20 Punkte.

Tab. 4.7 Folgen von Mikronährstoffmangel

Mangel bzw. erhöhter Bedarf an	Störungen und Erkrankungen
Eisen, Jod, Selen, Zink, B-Vitamine, Omega-3-Fettsäuren	Entwicklungsstörungen des ZNS und erhöhte Neigung zu neuro-psychiatrischen Erkrankungen wie ADHS und Depressionen
Eisen, Jod, Selen, Omega-3-Fettsäuren, B-Vitamine	Lernstörungen, Konzentrationsschwäche
Omega-3-Fettsäuren, Magnesium, Zink, Eisen, Vitamin B_6	Aufmerksamkeits-Defizit-Hyperaktivitäts-Symptome (ADHS): leichte Ablenkbarkeit, Impulsivität, Unaufmerksamkeit, starke Stimmungsschwankungen, motorische Unruhe
Magnesium, B-Vitamine, Vitamin C, Omega-3-Fettsäuren	Stressanfälligkeit (z. B. Schulstress)
Magnesium, B-Vitamine	Schlafstörungen
Selen, Omega-3-Fettsäuren, Zink, Vitamin D	Allergieneigung (z. B. Neurodermitis)
Zink, Eisen, Vitamin C, Selen	Abwehrschwäche, Infektanfälligkeit
Calcium, Vitamin D, Zink, Jod, Vitamin K	Störungen des Knochenwachstums

Auch die emotionale Intelligenz und soziale Kompetenz wird durch gehirnaktive Mikronährstoffe gestärkt. Eine Studie von Gesch mit hochgradig kriminellen jugendlichen Straftätern belegt eindrucksvoll den Einfluss von gehirnaktiven Mikronährstoffen auf die Psyche. Dabei erhielt ein Teil der Jugendlichen eine spezielle Mischung aus Vitaminen, Mineralstoffen und essenziellen Fettsäuren. Innerhalb von nur zwei Wochen gab es einen Rückgang der aggressiven Handlungen um 35 % in der mit Gehirnnährstoffen bestückten Gruppe. Die Placebogruppe zeigte keinerlei Veränderung.

Gehirnfettsäuren: die Intelligenzförderer

Im Fokus der Hirnforscher steht derzeit ein Zusammenhang, der die Evolution des Menschen wahrscheinlich entscheidend geprägt hat: Je reichhaltiger der Speiseplan unserer Vorfahren an Seefisch war, desto größer wurde mit der Zeit auch das menschliche Gehirn. Einige Paläontologen sind sogar davon überzeugt, dass diese Nahrungsquelle den Startschuss für die Entwicklung des modernen Menschen gegeben hat. Untersuchungen an gesunden älteren Menschen und Gedächtnistests haben bereits gezeigt, dass eine kalorienreduzierte Kost und seefischreiche Ernährung (z.B. 2–3-mal pro Woche) den schlafenden Geist weckt, die Gedächtnisleistung und Stimmungslage verbessert.

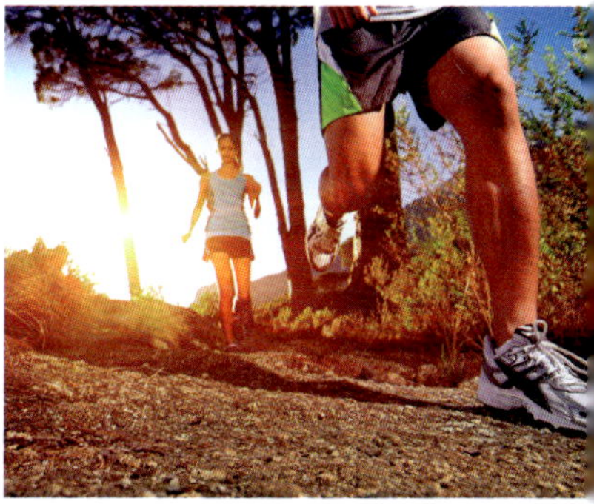

Eine gehirnaktive Ernährung ist neben der geistigen Betätigung und der körperlichen Aktivität eine der drei wichtigsten Säulen in der Demenzvorbeugung. Die Hirngesundheit ganzer Nationen wird entscheidend von den Ernährungsgewohnheiten seiner Einwohner geprägt. In Deutschland und anderen westlichen Staaten ist der Verzehr von Seefisch (z.B. Lachs, Makrele) in den letzten 100 Jahren dramatisch zurückgegangen – während die Rate an Depressionen angestiegen ist. Nicht so in Japan, wo roher Seefisch das Nationalgericht ist. Depressionen treten in der japanischen Bevölkerung bis heute relativ selten auf. Erklärung: Ein niedriger Blutspiegel an Omega-3-Fettsäuren führt zu einem Mangel am Glücksbotenstoff Serotonin, was depressive Störungen hervorrufen kann!

Mangel an Gehirnfettsäuren und neuronale Phänomene

Ein Mangel an Gehirnfettsäuren (DHA, EPA, GLA) im zentralen Nervensystem führt zu einer Vielzahl von Störungen, wie z. B.

- Störungen des Neurotransmitterstoffwechsels (z. B. Dopamin, Serotonin)
- Reduktion der Dopaminausschüttung (v. a. im Frontalhirn)
- Beeinträchtigung des neuronalen Glucose- und Energiestoffwechsels
- Reduktion wichtiger Phospholipide wie Phosphatidylserin, die für die Kommunikation und den Informationsaustausch zwischen Nervenzellen wichtig sind
- Beeinträchtigung der zerebralen Durchblutung und Sauerstoffversorgung
- erhöhte Anfälligkeit für neurokognitive Erkrankungen wie Alzheimer und Parkinson sowie für neuropsychiatrische Erkrankungen wie ADHS, Depressionen und Schizophrenie.

Fetter Seefisch ist der natürliche Lieferant für die langkettigen mehrfach ungesättigten Omega-3-Fettsäuren Eicosapentaensäure (EPA) und Docosahexaensäure (DHA). Diese werden aufgrund ihrer zentralen Bedeutung für den Hirnstoffwechsel auch als Gehirnfettsäuren bezeichnet. Besonders gut dokumentiert ist die Bedeutung der Docosahexaensäure (DHA) für die Hirngesundheit und Sehfähigkeit. Diese Fettsäure kommt in hohen Konzentrationen in den Zellmembranen des menschlichen Gehirns vor. Dort fördert sie unter anderem den reibungslosen Datenaustausch und kurbelt die Signalweiterleitung und Informationsverarbeitung an.

DHA und EPA haben großen Einfluss auf unser Verhalten und kognitive Leistungsfähigkeiten. Unser Körper wandelt diese essenziellen Fettsäuren in hormonartige Botenstoffe um, die sogenannten Eicosanoide, welche zahlreiche Prozesse in unserem ZNS regulieren (z. B. Neurotransmitterstoffwechsel). Gehirnfettsäuren halten zudem unsere Gefäße elastisch und sorgen insgesamt für eine bessere Durchblutung und Sauerstoffversorgung unseres Gehirns. Ein Ungleichgewicht oder eine Unterversorgung mit Gehirnfettsäuren hat weit reichende Folgen, die sich unter anderem in geistigen Entwicklungsstörungen und neuropsychiatrischen Erkrankungen wie ADHS, Depressionen und Schizophrenie äußern können (siehe Kasten). Auch Lese- und Rechtschreibschwäche (Dyslexia), Beeinträchtigung der motorischen Koordination (Dyspraxie), autistische Auffälligkeiten und Demenz sind mit einem gestörten Metabolismus der Omega-3-Fettsäuren vergesellschaftet. Bei Kindern mit ADHS wird die regelmäßige Aufnahme von DHA/EPA als Öl (z. B. Algenöl) mit der normalen Ernährung (z. B. Joghurt, Müsli, Salat) empfohlen. Dabei sollte die Tagesdosierung mindestens 2 g DHA/EPA enthalten.

Magnesium: das Antistress-Mineral

Magnesiummangel verursacht ein weites Spektrum an neurologischen Störungen (z. B. leichte Erregbarkeit, verminderte Stressresistenz, Konzentrationsschwäche) und findet sich häufig bei Kindern mit Hyperaktivität. Blutuntersuchungen, bei denen die Magnesiumkonzentrationen in den Erythrozyten erfasst wurden, zeigen bei Kindern mit ADHS gegenüber einer normalen Vergleichsgruppe, signifikant erniedrigte Magnesiumspiegel (< 2,2 mmol/l). Die regelmäßige Einnahme von Magnesium (Dosierung bei Kindern: 4–6 mg Magnesium pro Kilogramm Körpergewicht) kann die ADHS-Symptomatik deutlich verbessern und auch die Standardtherapie der Hyperaktivität wesentlich effizienter machen (Laborparameter: Magnesiumgehalt in Erythrozyten!).

Zink für eine gesunde Entwicklung

Im Gehirn hat das Spurenelement Zink einen regulierenden Einfluss auf den Stoffwechsel der Neurotransmitter Dopamin und Noradrenalin. Der neuronale Energiestoffwechsel ist auf eine ausreichende Verfügbarkeit von Zink angewiesen. Zinkmangel ist mit erhöhter Aggressivität und Reizbarkeit verbunden. In einer aktuellen Studie an Kindern mit ADHS (Alter: 5–11 Jahre) konnte durch die begleitende Gabe von 15 mg Zink neben der Therapie mit Methylphenidat die Schwere der ADHS-Symptomatik deutlich verbessert werden (o Abb. 4.18).

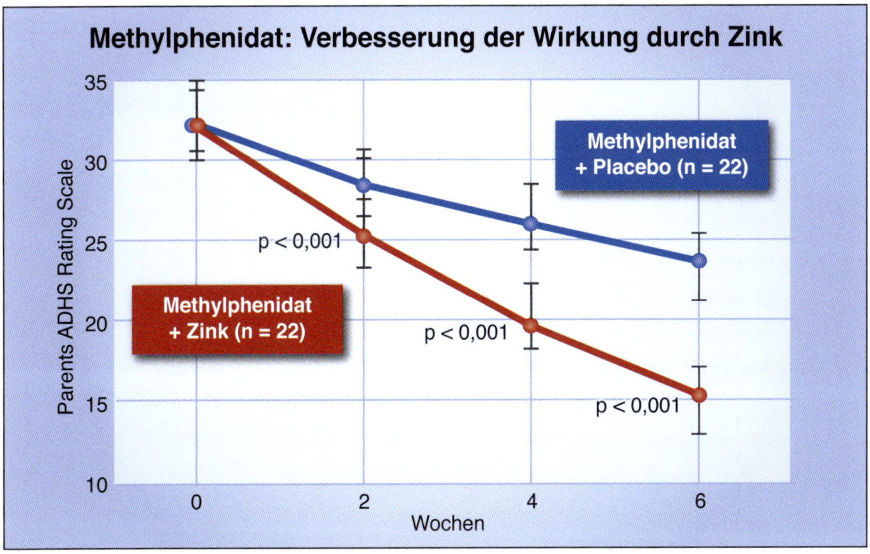

o **Abb. 4.18** Verbesserung der ADHS-Symptomatik durch Zink

Neben Omega-3-Fettsäuren, Magnesium und Zink finden sich bei Kindern auch Störungen im Haushalt der B-Vitamine und von Eisen (niedrige Ferritinwerte). Ein Großteil der Störungen im Mikronährstoffhaushalt kann heute durch die moderne Labordiagnostik objektiviert werden. Derartige Laboruntersuchungen sind allerdings Eigenleistungen, die bisher nicht von der Krankenkasse übernommen werden.

Die ADHS ist keine „Methylphenidat-Mangelerkrankung“, sondern eine komplexe Störung des ZNS bei der viele individuelle Faktoren wie Ernährung, körperliche Aktivität und Mikronährstoffstatus mit einfließen und berücksichtigt werden sollten. Die bedarfsgerechte Supplementierung von Mikronährstoffen ist immer mit dem Risiko verbunden, dass es den Betroffenen besser geht!

5 Literatur

Studien / Quellen

Allerton TD, Proctor DN, Stephens JM, et al. l-Citrulline Supplementation: Impact on Cardiometabolic Health. Nutrients;10(7). pii: E921. doi: 10.3390/nu10070921, 2018

Armborst D, Metzner C, Alteheld B, et al, Impact of a Specific Amino Acid Composition with Micronutrients on Well-Being in Subjects with Chronic Psychological Stress and Exhaustion Conditions: A Pilot Study. Nutrients;10(5). pii: E551. doi: 10.3390/nu10050551, 2018

Azizi S, Mahdavi R, Vaghef-Mehrabany E, et al. Potential roles of Citrulline and watermelon extract on metabolic and inflammatory variables in diabetes mellitus, current evidence and future directions: A systematic review. Clin Exp Pharmacol Physiol. doi: 10.1111/1440-1681.13190, 2019

Becker Y, Olshevsky U, Levitt J. The role of arginine in the replication of herpes simplex virus. J Gen Virol, 1 (4): 471–478, 1967

Bhatt DL, Steg PG, Miller M et al. Cardiovascular Risk Reduction with Icosapent Ethyl for Hypertriglyceridemia. N Engl J Med; 380(1): 11-22, 2019

Bieger W, Neuner A. Die Pathophysiologie von Neurostress. OM - Zs f Orthomol Med, 4: 12–16, 2006

Bilici M, Yildirim F, Kandil S et al. Double-blind, placebo-controlled study of zinc sulfate in the treatment of attention deficit hyperactivity disorder. Prog Neuropsychopharmacol Biol Psychiatry, 28 (1): 181–190, 2004

Bloch MH, Qawasmi A. Omega-3 fatty acid supplementation for the treatment of children with attention-deficit/hyperactivity disorder symptomatology: systematic review and meta-analysis. J Am Acad Child Adolesc Psychiatry, 50 (10): 991–1000, 2011

Bode-Böger SM, Scalera F, Ignarro LJ. The L-arginine paradox: Importance of the L-arginine/asymmetrical dimethylarginine ratio. Pharmacol Ther, 114 (3): 295–306, 2007

Chi CC, Wang SH, Delamere FM, et al. Interventions for prevention of herpes simplex labialis (cold sores on the lips). Cochrane Database Syst Rev; (8):CD010095. doi: 10.1002/14651858.CD010095, 2015

Chupel MU, Minuzzi LG, Furtado G, et al., Exercise and Taurine in Inflammation, Cognition, and Peripheral Markers of Blood-Brain Barrier Integrity in Older Women. Appl Physiol Nutr Metab, 2018; 43 (7): 733-741.

Cruzat V, Macedo Rogero M, Noel Keane K, et al., Glutamine: Metabolism and Immune Function, Supplementation and Clinical Translation. Nutrients. 2018; 10(11). pii: E1564. doi: 10.3390/nu10111564.

Darabi Z, Darand M, Yari Z, et al. Inflammatory markers response to citrulline supplementation in patients with non-alcoholic fatty liver disease: a randomized, double blind, placebo-controlled, clinical trial. BMC Res Notes; 12(1):89, 2019 de Urbina JJO, San-Miguel B, Vidal-Casariego A, et al. Effects Of Oral Glutamine on Inflammatory and Autophagy Responses in Cancer Patients Treated With Abdominal Radiotherapy: A Pilot Randomized Trial. Int J Med Sci; 14 (11): 1065-1071, 2017

Ding L, Yang Z, Liu G, et al. Safety and efficacy of taurine as an add-on treatment for tics in youngsters. Eur J Neurol; 27(3):490-497, 2020

Dong JY, Qin LQ, Zhang Z et al. Effect of oral L-arginine supplementation on blood pressure: a meta-analysis of randomized, double-blind, placebo-controlled trials. Am Heart J, 162 (6): 959–965, 2011

Dunstan RH, Sparkes DL, Dascombe BJ, et al. Sex Differences in Amino Acids Lost via Sweating Could Lead to Differential Susceptibilities to Disturbances in Nitrogen Balance and Collagen Turnover. Amino Acids; 49 (8): 1337-1345, 2017

Durante W. The Emerging Role of l-Glutamine in Cardiovascular Health and Disease. Nutrients;11(9). pii: E2092. doi: 10.3390/nu11092092, 2019

El Idrissi A. Taurine Regulation of Neuroendocrine Function. Adv Exp Med Biol; 1155:977-985. doi: 10.1007/978-981-13-8023-5_81, 2019

El-Bassossy HM, El-Fawal R, Fahmy A, Watson ML. Arginase inhibition alleviates hypertension in the metabolic syndrome. Br J Pharmacol.; 169(3):693-703, 2013

Forgie AJ, Fouhse JM, Willing BP. Diet-Microbe-Host Interactions That Affect Gut Mucosal Integrity and Infection Resistance. Front Immunol.; 10:1802. doi: 10.3389/fimmu.2019.01802, 2019

Gao R, Bae MA, Han SH, et al. Effects of Dietary Taurine Supplementation on Blood and Urine Taurine Concentrations in the Elderly Women with Dementia. Adv Exp Med Biol; 1155:231-238, 2019

Griffith RS, DeLong DC, Nelson JD. Relation of arginine-lysine antagonism to herpes simplex growth in tissue culture. Chemotherapy, 27 (3): 209–213, 1981

Griffith RS, Norins AL, Kagan C. A multicentered study of lysine therapy in Herpes simplex infection. Dermatologica, 156 (5): 257–267, 1978

Griffith RS, Walsh DE, Myrmel KH et al. Success of L-lysine therapy in frequently recurrent herpes simplex infection. Treatment and prophylaxis. Dermatologica, 175 (4): 183–190, 1987

Gröber U. Arzneimittel und Mikronährstoffe – Medikationsorientierte Supplementierung. 4., komplett aktualisierte und erweiterte Auflage, Wissenschaftliche Verlagsgesellschaft, Stuttgart, 2018.

Gröber U. Ausgebrannt und leer: Mikronährstoffe bei Burnout. PTAheute, 24: 30–32, 2011

Gröber U. Coenzym Q_{10} – der mitochondriale Blockbuster. OM Zs f Orthomol Med.; 16: 25–29, 2018

Gröber U. Die 10 wichtigsten Nahrungsergänzungsmittel. Südwest Verlag, München, 2019.

Gröber U. Hyperaktiv und hypermotorisch – ein Mangel an Methylphenidat? Mikronährstoffe bei ADHS. OM – Zs f Orthomol Med, 3: 5–8, 2008

Gröber U. Magnesium and Drugs. Int J Mol Sci; 20(9); pii: E2094. doi: 10.3390/ijms20092094, 2019

Gröber U. Metabolic Tuning statt Doping: Ausgewählte Mikronährstoffe im Leistungssport. OM – Zs f Orthomol Med; 16: 5-11, 2018

Gröber U, Holick MF. Diabetes Prevention: Vitamin D Supplementation May Not Provide Any Protection If There Is No Evidence of Deficiency! Nutrients; 11, 2651; doi:10.3390/nu11112651, 2019

Gröber U, Holick MF. Vitamin D: Die Heilkraft des Sonnenvitamins. 490 S., komplett aktualisierte und erweiterte 4. Auflage Wissenschaftliche Verlagsgesellschaft, Stuttgart, 2020

Gröber U, Kisters K. Dünger für die Intelligenz? Einfluss von Ernährung, Vitaminen und Eisen auf die Hirnentwicklung. Dtsch Apoth Ztg, 154 (32): 310–315, 2014

Gröber U, Kisters K, Classen HG. Zinkmangel im Fokus: Ursachen, Symptome, Diagnose und Therapie. EHK; 68: 1–15, 2019

Gröber U, Kisters K, Schmidt J. Neuroenhancement with Vitamin B12: Underestimated neurological significance. Nutrients, 5 (12): 5031–5045, 2013

Gröber U, Kisters K, Schmidt J. Important drug-micronutrient interactions: A selection for clinical practice. Crit Rev Food Sci Nutr; Dec 23: 1-19. doi: 10.1080/10408398.2018.1522613, 2018

Gröber U, Kisters K. Neuroenhancement with vitamins and other micronutrients? Pharmakon;3(3): 231-237, 2015

Gröber U. Methylphenidat und Zink. OM – Zs f Orthomol Med, 2009; 2: 24–26.

Gröber U. Mikronährstoffe. Metabolic Tuning – Prävention – Therapie. 3. Aufl., Wissenschaftliche Verlagsgesellschaft Stuttgart, 2011

Gröber U, Spitz J, Reichrath J et al. Vitamin D. Update 2013. From rickets prophylaxis to general healthcare. Dermatoendocrinol, 5: 3, e2: 331–347, 2013

Hibbeln JR, Davis JM, Steer C et al. Maternal seafood consumption in pregnancy and neurodevelopmental outcomes in childhood (ALSPAC study): an observational cohort study. Lancet, 369 (9561): 578–585, 2007

Hsueh CF, Wu HJ, Tsai TS, et al. The Effect of Branched-Chain Amino Acids, Citrulline, and Arginine on High-Intensity Interval Performance in Young Swimmers. Nutrients; 10(12). pii: E1979. doi: 10.3390/nu10121979, 2018

Ikeda K, Yamasaki H, Minami S et al. Arginine inactivates human herpesvirus 2 and inhibits genital herpesvirus infection. Int J Mol Med, 30 (6): 1307–1312, 2012

Inglis VB. Requirement of arginine for the replication of herpes virus. J Gen Virol, 3 (1): 9–17, 1968

Ito T, Schaffer S, Azuma J. The effect of taurine on chronic heart failure: actions of taurine against catecholamine and angiotensin II. Amino Acids; 46(1):111-119, 2014

Khalaf D, Krüger M, Wehland M, et al. The Effects of Oral l-Arginine and l-Citrulline Supplementation on Blood Pressure. Nutrients; 11(7). pii: E1679. doi: 10.3390/nu11071679, 2019

Kisters K, Gröber U. Magnesium in Health and Disease. Plant & Soil, 368 (1–2): 155–165, 2013

Kuhn KS, Muscaritoli M, Wischmeyer P, Stehle P. Glutamine as indispensable nutrient in oncology: experimental and clinical evidence. Eur J Nutr, 49 (4): 197–210, 2010

Kuhn KS, Muscaritoli M, Wischmeyer P, Stehle P. Glutamine as indispensable nutrient in oncology: experimental and clinical evidence. Eur J Nutr; 49(4): 197-210, 2010

Law GK, Bertolo RF, Adjiri-Awere A, et al. Adequate oral threonine is critical for mucin production and gut function in neonatal piglets. Am J Physiol Gastrointest Liver Physiol; 292:G1293–301, 2007

Leong T, Zylberstein D, Graham I et al. Asymmetric dimethylarginine independently predicts fatal and nonfatal myocardial infarction and stroke in women: 24-year follow-up of the population study of women in Gothenburg. Arterioscler Thromb Vasc Biol. 28 (5): 961–967, 2008

Li W, Sun K, Ji Y, et al. Glycine Regulates Expression and Distribution of Claudin-7 and ZO-3 Proteins in Intestinal Porcine Epithelial Cells. J Nutr; 146(5):964-969, 2016

Mahboobi S, Tsang C, Rezaei S, Jafarnejad S. Effect of L-citrulline supplementation on blood pressure: a systematic review and meta-analysis of randomized controlled trials. J Hum Hypertens; 33(1):10-21, 2019

McCune MA, Perry HO, Muller SA et al. Treatment of recurrent herpes simplex infections with L-lysine monohydrochloride. Cutis, 34 (4): 366–73, 1984

Meier A, Meister D, Gaus W. Aminosäuren verhüten Erkältungskrankheiten. Ergebnisse einer randomisierten, placebokontrollierten Doppelblindstudie. OM – Zs f Orthomol Med, 4: 1–5, 2013

Miller CS, Foulke CN. Use of lysine in treating recurrent oral herpes simplex infections. Gen Dent, 32 (6): 490–493, 1984

Milman N, Scheibel J, Jessen O. Lysine prophylaxis in recurrent herpes simplex labialis: a double-blind, controlled crossover study. Acta Derm Venereol, 60 (1): 85–87, 1980

Monti DA, Zabrecky G, Kremens D, et al. N-Acetyl Cysteine Is Associated With Dopaminergic Improvement in Parkinson's Disease. Clin Pharmacol Ther; 106(4):884-890, 2019

Naito T, Irie H, Tsujimoto K et al. Antiviral effect of arginine against herpes simplex virus type 1. Int J Mol Med, 23 (4): 495–499, 2009

Ochoa-de la Paz L, Zenteno E, Gulias-Cañizo R, Quiroz-Mercado H. Taurine and GABA neurotransmitter receptors, a relationship with therapeutic potential? Expert Rev Neurother; 19(4):289-291, 2019

Palencia JYP, Saraiva A, Abreu MLT, et al. Effectiveness of citrulline and N-carbamoyl glutamate as arginine precursors on reproductive performance in mammals: A systematic review. PLoS One; 13(12):e0209569. doi: 10.1371/journal.pone.0209569, 2018

Pittas AG, Dawson-Hughes B, Sheehan P et al. Vitamin D Supplementation and Prevention of Type 2 Diabetes. N Engl J Med; 381(6):520-530, 2019

Richardson AJ, Burton JR, Sewell RP et al. Docosahexaenoic acid for reading, cognition and behavior in children aged 7–9 years: a randomized, controlled trial (the DOLAB Study). PLoS One, 7 (9): e43909, 2012

Rushworth GF, Megson IL. Existing and potential therapeutic uses for N-acetylcysteine: the need for conversion to intracellular glutathione for antioxidant benefits. Pharmacol Ther; 141(2):150-159, 2014

Sak D, Erdenen F, Müderrisoglu C, et al. The Relationship between Plasma Taurine Levels and Diabetic Complications in Patients with Type 2 Diabetes Mellitus. Biomolecules; 9(3). pii: E96. doi: 10.3390/biom9030096, 2019

Schaffer S, Kim HW. Effects and Mechanisms of Taurine as a Therapeutic Agent. Biomol Ther (Seoul); 26(3): 225–241, 2018

Seidel U, Huebbe P, Rimbach G. Taurine: A Regulator of Cellular Redox Homeostasis and Skeletal Muscle Function. Mol Nutr Food Res; 63 (16), e1800569, 2019

Shivkar RR, Abhang SA. Ratio Of Serum Asymmetric Dimethyl Arginine (ADMA)/Nitric Oxide in Coronary Artery Disease patients. J Clin Diagn Res, 8 (8): CC04-6 2014

Suzuki T, Morita M, Hayashi T, Kamimura A. The effects on plasma L-arginine levels of combined oral L-citrulline and L-arginine supplementation in healthy males. Biosci Biotechnol Biochem; 81(2): 372-375, 2017

Wang B, Wu Z, Ji Y, et al. L-Glutamine Enhances Tight Junction Integrity by Activating CaMK Kinase 2-AMP-Activated Protein Kinase Signaling in Intestinal Porcine Epithelial Cells. J Nutr; 146(3):501-508, 2016

Wen C, Li F, Zhang L, et al. Taurine is Involved in Energy Metabolism in Muscles, Adipose Tissue, and the Liver. Mol Nutr Food Res; 63(2):e1800536. doi: 10.1002/mnfr.201800536, 2019

Widenhorn-Müller K, Schwanda S, Scholz E et al. Effect of supplementation with long-chain ω-3 polyunsaturated fatty acids on behavior and cognition in children with attention deficit/hyperactivity disorder (ADHD): a randomized placebo-controlled intervention trial. Prostaglandins Leukot Essent Fatty Acids, 91 (1–2): 49–60, 2014

Wijnands KA, Meesters DM, van Barneveld KW et al. Citrulline Supplementation Improves Organ Perfusion and Arginine Availability under Conditions with Enhanced Arginase Activity. Nutrients; 7(7): 5217-5238, 2015

Wójcik OP, Koenig KL, Zeleniuch-Jacquotte A, et al. The potential protective effects of taurine on coronary heart disease. Atherosclerosis; 208(1):19-25. doi: 10.1016/j.atherosclerosis.2009.06.002, 2010

Xu YJ, Arneja AS, Tappia PS, Dhalla NS. The potential health benefits of taurine in cardiovascular disease. Exp Clin Cardiol; 13(2):57-65, 2008

Zhou Q, Verne ML, Fields JZ, et al. Randomised placebo-controlled trial of dietary glutamine supplements for postinfectious irritable bowel syndrome. Gut. 68: 996–1002, 2018

6 Abbildungsnachweis

Grafiken von Doris Köhl: Abb. 1.1, 2.1, 2.2, 3.1, 4.1 bis 4.18;
Seite 7: © Vibe Images - Fotolia.com;
Seite 10: © ljubaphoto - istockphoto.com;
Seite 14: © aki - Fotolia.com;
Seite 16: © a_namenko - istockphoto.com;
Seite 27: © Roberto Fasoli - Fotolia.com;
Seite 28: © Connel_Design - istockphoto.com;
Seite 29: © Juan Gärtner - Fotolia.com;
Seite 37: © uwimages - Fotolia.com;
Seite 38: © blobbotronic - Fotolia.com;
Seite 41: © Uwe Gröber;
Seite 42: © Christian Jung - Fotolia.com; © Markus Mainka - Fotolia.com; © valery121283 - Fotolia.com; © womue - Fotolia.com; © photocrew - Fotolia.com; ©Aleksandar Jocic - Fotolia.com; © Africa Studio - Fotolia.com; © womue - Fotolia.com; © Markus Mainka - Fotolia.com;
Seite 46: © Uwe Gröber;
Seite 77: © diego cervo - istockphoto.com;
Seite 82: © VRD - Fotolia.com;
Seite 88: © Barbara Kohm;
Seite 89: © djama - Fotolia.com;
Seite 90: © goldencow_images - Fotolia.com;
Seite 93: © Warren Goldswain - Fotolia.com;
Seite 109: © Uwe Gröber; © Klaus Kisters

7 Register

A

Abbau, Aminosäuren 15
Aciclovir 38, 40
ADHS 88–89
ADMA 49–52
Advanced Glycation Endproducts 58, 62
AGE 58, 62
Alanin 13, 64
Alkohol 20
Alpha-Liponsäure 62
Aminosäuren
  Abbau 15
  bedingt essenzielle 13
  essenzielle 13
  Funktionen 9–15
  glucogene 14
  immunstärkende 28, 31, 36
  ketogene 14
  nicht essenzielle 13
  nicht proteinogene 11
  proteinogene 11
  Stressregulation 78, 83–84
  verzweigtkettige 67–68
Aminosäureverlust, körperliche Aktivität 64
Ammoniakspiegel 70
Angina pectoris 46–49
Antibiotika 20, 26
Arginase 46, 50, 54
Arginin 8, 13, 17, 32, 41, 48–49, 52–55, 59, 62, 69
Arteriosklerose, Risikofaktoren 44–46
Asparagin 13, 21
Asparaginsäure 13, 70
asymmetrisches Dimethylarginin 50
Atemwegserkrankungen 20
Aufmerksamkeits-Defizit-Hyperaktivitäts-Syndrom 88

B

B-Vitamine 51–52, 61, 86, 89, 91–92
bedingt essenzielle Aminosäuren 13
Benfotiamin 62
Blut 17
Blutgefäße 49
Bluthochdruck
  Definition nach WHO 52
  L-Arginin 54–55
  NO-Mangel 53
Brainfood 89
Burnout 8, 75, 80, 85, 87
  Folgen 83
  Symptome 82–83
  Ursachen 82

C

Carnitin 66
Chiralität 12
Cholesterinsenker 56
Chrom 59
Citrullin 8, 16, 46–49, 59
Coenzym Q_{10} 61–62, 74
Cortisol 84–85, 87–88
Cortisolgehalt 84–85
Cortisolspiegel 84–85
Cystein 13, 18–20, 33
Cystin 18–19

D

Darm 29–31
Darmmikrobiom 30–31
Darmpermeabilität, erhöhte 22, 68
Darmschleimhaut 26, 30–31
Depressionen 8
depressive Verstimmung 68
DHA 56
Diabetes mellitus 58

Dimethylarginin 50
DNA 9
Dopamin 88, 94
Durchblutung 47–48

E

Eisen 74, 92
Energiehaushalt 73
Entzündungsfaktoren 83
EPA 55–57
Erkältung 28
Erkältungskrankheiten 28–37
  Vitamin C 33, 35, 43–44
  Zink 43
Ernährung
  fleischhaltige 74
  Jugendliche 89–91
  lysinreiche 41
essenzielle Aminosäuren 13

F

5-Fluorouracil 23
Folsäure 61, 87
funktionelle Einheiten 12

G

GABA 23–24
Gefäße 8
Gehirn, Hirnstoffwechsel 8
Gehirnleistung, Ernährung 90
glucogene Aminosäuren 14
Glutamat 13
Glutamin 8, 13–14, 20–23, 31, 70–71
Glutaminmangel 8, 20, 71
Glutaminsäure 13–14
Glutathion 14–15, 18–20
Glutathion-Peroxidase 11, 14
Glycin 14, 17, 25, 33

H

Hämoglobin 9
Harnstoffzyklus 16–17
Haut 17
Heiserkeit 28
Herpesrezidiv 38–39
Herpesvirus 38
Herz 8
Herz-Kreislauf-Erkrankungen 44
Herz-Kreislauf-System 8, 19
Herzinfarkt 44–46
Hirnstoffwechsel 8
Histidin 13, 64
Hormonstoffwechsel 9, 17
Husten 28

I

Immunabwehr 83
Immunschwäche 68
immunstärkende Aminosäuren 28, 31, 36
Immunsystem 8–9, 15–16, 18–22, 25–26, 29–31, 63, 70–71, 77
Infektabwehr 41
Infektanfälligkeit 22, 31–32, 65–68
Infekte
  chronische 28–37
  grippale 28
Interferonsynthese 44
Isoleucin 13–14, 67–68

K

Kalium 72–73
ketogene Aminosäuren 14
KHK 46, 51
Knochen 9
Kollagensynthese 17
koronare Herzkrankheit 46, 51
Kreatin-Biosynthese 17

L

L-Alanin 13, 64
L-Arginin 8, 13, 16–17, 32, 41, 48–49, 52, 54–55, 59, 62, 69
  Kombination mit L-Citrullin 46–48
L-Asparagin 13, 21
L-Asparaginsäure 13, 70
L-Carnitin 66
L-Citrullin 8, 16, 46–49, 59
  Kombination mit L-Arginin 46–48
L-Cystein 13, 18–20, 33
L-Cystin 18–19
L-Glutamin 8, 13–14, 20–23, 31, 60–71
L-Glutathion 14–15, 18–20
L-Glycin 14, 17, 25, 33
L-Isoleucin 13–14, 67–68
L-Leucin 13–14, 67–68
L-Lysin 13–14, 32–33, 37–44
L-Ornithin 13, 69–70, 78–79, 86
L-Phenylalanin 13
L-Prolin 13, 64
L-Selenocystein 11, 13, 19
L-Serin 13, 25, 64
L-Threonin 13, 25–26
L-Tryptophan 8, 13, 78, 86
L-Tyrosin 8, 13, 86, 88
L-Valin 13–14, 67–68
Laktat 67–69
Leaky-Gut-Syndrom 8, 18, 26
Lebensmittel
  L-Arginin 41–43, 49
  L-Citrullin 49
  L-Lysin 41–42, 49
Leber 9
Leistungsfähigkeit 69–71
Leistungssport 62, 64–68
Leucin 13–14, 67–68
Lippenherpes 37
  Therapie 40
  Verlauf 40
Lysin 13–14, 32–33, 37–44

M

Magen-Darm-Trakt 8, 17
  erhöhte Permeabilität 22
Magnesium 24, 56–57, 59, 62, 72, 78–81, 86–87, 92, 95–96
Metabolisches Syndrom 58
Methotrexat 23
Methylphenidat 89, 95–96
Mikronährstoffmangel, Folgen 65–66, 86–87, 92
Mitochondrien 9, 47, 66–70
Morbus Crohn 26
Muskelaufbau 68–69
Muskulatur 9
Muzine 25–26

N

Nährstoffbedarf, Leistungssport 64
Nahrungsergänzungsmittel 75
Nahrungsmittel
  lysinreiche 41
  taurinreiche 23
Neurodermitis 92
Neurotransmitter 78–80
nicht essenzielle Aminosäuren 13
nicht proteinogene Aminosäuren 11
Nitroglycerin 53
NO 16, 48–49, 53–54, 69
NSAID 21–22

O

Omega-3-Fettsäuren 56–57, 91–93
Ornithin 13, 69–70, 78–79, 86
oxidativer Stress 58

P

Paracetamol 19–20
Penciclovir 38, 40
Peptide 14–15
Phenylalanin 13

Prolin 13, 64
Proteinbedarf 10
proteinogene Aminosäuren 11

R

Regeneration 65–71
Regenerationszeit, Verlängerung 67

S

Sauerstofftransportkapazität 74
Sauerstoffverwertung 72, 74
Säure-Basen-Gleichgewicht 73
Säure-Basen-Haushalt 21
Schlafrhythmus 86
Schlafstörungen 78, 86–87, 92
Schlaganfall 44–46
Schleimhäute 17
Schnupfen 28
Selen 33, 36, 87
Selenocystein 11, 13, 19
Serin 13, 25, 64
Serotonin 8, 86–88, 91, 93–94
Sexualfunktion 17–18
Sildenafil 53
Somatropin 21
Sport 62–63
Sportgetränke 73
Statine 74
Stickstoffmonoxid 16, 48, 53–54, 69
Stoffwechselregulation 9
Stress 75, 77, 86–88
  Bewältigung 8
  Folgen 77
  Ursachen 77

T

Taurin 13, 23–25, 32, 55–57, 59, 79, 86
Thioredoxin-Reduktase 11
Threonin 13, 25–26
Thymusdrüse 32
TNF-α 83
Tripeptide 14
Tryptophan 8, 13, 78, 86
Typ-2-Diabetes 58
Tyrosin 8, 13, 86, 88

V

Valin 13–14, 67–68
Vincaalkaloide 23
Virustatika 38
Vitamin A 33–34
Vitamin B_6 61
Vitamin B_{12} 61, 87
Vitamin C 33, 35, 38, 43–44, 61, 80, 86
Vitamin D 33, 35, 56–57, 60–62, 71–72, 87
VKAS 20, 67–69

Z

Zappelphilipp 88
Zellen 9
Zink 28, 33–35, 38, 43, 59, 87, 92, 95–96

8 Die Autoren

Uwe Gröber

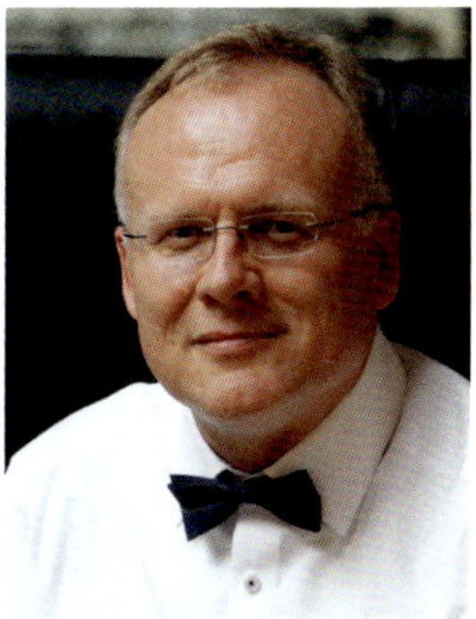

Der Apotheker Uwe Gröber (Jg. 1964) ist Leiter der Akademie für Mikronährstoffmedizin und Autor zahlreicher Publikationen, Fachbücher und Buchbeiträge. Neben seiner medizinisch-wissenschaftlichen Beratungstätigkeit ist er seit Jahren aktiv in der Aus- und Fortbildung von Ärzten, Apothekern und Ernährungswissenschaftlern tätig. Dank seiner langjährigen praktischen Erfahrung und Kooperation mit verschiedenen Arztpraxen und Kliniken (z. B. Klinik Bad Trissl, Oberaudorf) überzeugt und begeistert er in Seminaren und Vorträgen zum präventivmedizinischen und therapeutischen Einsatz von Mikronährstoffen. Zu seinen Spezialgebieten zählen die Mikronährstoffmedizin, Wechselwirkungen zwischen Arzneimitteln und Mikronährstoffen, Metabolic Tuning, Sportmedizin sowie komplementäre Verfahren in der Diabetologie und Onkologie. Er ist aktives Mitglied der Arbeitsgemeinschaft Prävention und integrative Onkologie (PRIO) der deutschen Krebsgesellschaft (DKG). Im Juni 2013 wurde Uwe Gröber mit dem „Via Biona Wissenschaftspreis" für seine Forschungsarbeiten und Publikationen zu Mikronährstoffen und seine Verdienste um die Orthomolekulare Medizin von Herrn Professor Dr. med. Gerhard Uhlenbruck auf dem Kongress für Orthomolekulare Medizin in Köln ausgezeichnet. Uwe Gröber ist zudem Herausgeber der Zeitschrift für Orthomolekulare Medizin.

Klaus Kisters

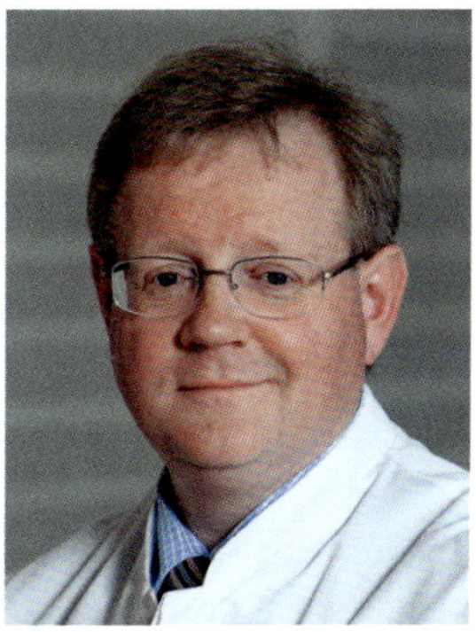

Prof. Dr. med. Klaus Kisters (Jg. 1961) ist Chefarzt an der Medizinischen Klinik I am St. Anna-Hospital in Herne und seit 2001 Professor an der WWU in Münster. Zu seinen Tätigkeitsschwerpunkten zählen u. a. innere Medizin, Nephrologie, klinische Geriatrie, Intensiv- und Labormedizin und Hypertonie. Seine zahlreichen wissenschaftlichen Forschungsarbeiten, vor allem zu Magnesium, Nierenerkrankungen und Hypertonie sind bereits in ca. 140 Publikationen in der US National Library of Medicine dokumentiert. Er ist ausgewiesener Experte auf dem Gebiet der Orthomolekularen Medizin. Prof. Kisters ist der Präsident der Gesellschaft für Magnesium-Forschung, Editor der englischsprachigen Fachzeitschrift „Trace

Elements and Electrolytes“, im wissenschaftlichen Bereich der deutschen Fachzeitschrift „Nieren- und Hochdruckkrankheiten“, Zeitschrift für Orthomolekulare Medizin und zählt zu den Gründungsmitgliedern der Akademie für Mikronährstoffmedizin in Essen. Seit 2009 ist Prof. Kisters Leiter eines durch die Europäische Hypertonie-Gesellschaft (ESH) zertifizierten Blutdruckzentrums „Centre of Excellence for Hypertension and Cardio-Metabolic Research“. Mit der Auszeichnung „European Centre of Excellence“ würdigte die Europäische Hypertonie-Gesellschaft die Leistungen von Prof. Kisters bei der ambulanten und stationären Behandlung von Blutdruck-Patienten sowie seine wissenschaftlichen Forschungsergebnisse.